CARE
Good Care ,
Good Living

CARE
Good Care ,
Good Living

CARE

Good Care ,
Good Living

CARE

Good Care ,
Good Living

CE074

拍毒聖經 2.0
解開病的束縛，開啟不老、不痛、不生病的嶄新人生

作者：林英權
審訂：潘天健

第二編輯室
總編輯：林怡君
特約編輯：王慧雲
設計排版：許慈力
插畫：小瓶仔
攝影：王弼正
校對：金文蕙

出版：大塊文化出版股份有限公司
105022 台北市南京東路四段 25 號 11 樓
www.locuspublishing.com
Tel：02-8712-3898　Fax：02-8712-3897
讀者服務專線：0800-006689
service@locuspublishing.com
法律顧問：董安丹律師、顧慕堯律師
版權所有 翻印必究

台灣地區總經銷：大和書報圖書股份有限公司
248020 新北市新莊區五工五路 2 號
Tel：02-8990-2588　Fax：02-2290-1658

ISBN：978-626-7388-03-7
初版一刷：2023 年 11 月
初版二刷：2023 年 12 月
定價：新台幣 450 元
Printed in Taiwan.

國家圖書館出版品預行編目 (CIP) 資料
拍毒聖經 2.0：解開病的束縛，開啟不老、不痛、不生病的嶄新人生／
林英權著 . -- 初版 . -- 臺北市：大塊文化出版股份有限公司，2023.11，
240 面；16.5×23 公分，ISBN 978-626-7388-03-7（平裝），
1.CST：穴位療法　2.CST：經絡療法　413.915　112017037

拍毒

解開病的束縛

開啓不老、不痛、不生病的嶄新人生

聖經

2.0

林英權 著

目錄

Part 1 認識拍打排毒

Part 2 我們為何會生病

Part 3 找出病的根源 12 條經絡與相關疾病

Part 4 文明病的解方

Part 5 四季養生之道

學習拍打
為我補齊了追求健康的關鍵一角

姜淑禮

臺灣大學食品科技研究所碩士、高考食品技師、前主婦聯盟生活消費合作社理事

五年前，我的水腫非常嚴重，舉步維艱，心臟狂跳，覺得自己快要死了。當時決定先減重，採用低醣生酮飲食，二個月減了 10 公斤。因為身體變輕，心臟負荷變小，整個人覺得活了回來，水腫確實改善，但腿部水腫仍然明顯（比如腳踝按下去絕對是個凹洞）。

過去從不運動的我，也開始上健身房。持續兩年的減醣飲食和運動，腿部水腫逐漸改善，但還是時好時壞。

飲食、運動、睡眠、壓力都做好，確實能維護健康狀態，但過去長期虐待身體所造成的影響，卻很難逆轉。直到 2020 年 10 月 17 日在台北上了林英權老師的拍打基礎課程後，我的健康關鍵因素所缺的一角似乎找到了。老師在理論上的講解，我雖然還不完全懂，但知難行易，我開始嘗試幫自己拍打。基礎課程、進階課程，我應該都上過至少三遍，從腦理解和相信這個方法，拍打的「痛」也就更能忍受了。

　　因為身體「整組壞光光」（之前應該已經糖尿病而不自知，血糖過高的影響是全身性的），拍打後其實並沒有任何特定部位的明顯改善。但我每每看到拍出好多瘀、然後瘀消失，心裡就是開心。老師說，一般人瘀大約二個星期會消失，我總是要花上一個月，這讓我體認自己的代謝真的很差。一年下來，除了在家自己拍、拜託家人幫忙拍，也參加了很多次實作課，和朋友們互拍，所有經絡應該都拍打過了，但當然還是漏掉不少地方。

　　2021 年 8 月中，我突然嚴重水腫，從腳底腫到上半身肚子，大小腿腫到完全無法蹲下，體重直接增加 2 公斤，我非常焦慮，加上心臟狂跳難入睡，整個人的精氣神都不見了，躺在床上不

知該如何是好。這時，突然出現「就先拍打膀胱經和腎經吧，如果還是無法解決，就去找老師拍打，一定可以處理」的想法，心情才安定下來。第二天，我先自己拍、拜託女兒幫忙拍、晚上老爺下班接手拍，大概拍了三天，拍出一大堆的瘀，多到讓我有點擔心身體會無法代謝。但因為當時狀況實在嚴重，我覺得還是先拍出來比較重要。

第一天拍完，體重沒有減少。第二天開始，體重每天減個 0.3 到 0.5 公斤，我就知道有效了。大約一個星期後體重恢復。這次的瘀，右腳花了四個星期才完全消退，左腳是五個星期（背部應該先退了，但我看不見）。

此外，我也在家做老師推薦過的抬手抬腳運動，一開始做 50 下都很困難，目前可以一次就完成 300 下。老師推薦的超慢跑，我也在家練習了一段時間，在水腫消退後，開始外出跑步。我發現，消水腫和提升代謝，跑步真的很有效（但沒跑就水腫，這樣還是不行，所以我的問題尚未徹底解決）。

8 月清了膀胱經後，9 月我們去老師家拍打小腸經和三焦經，當天參加的同學都有看到我兩手的瘀非常多，這次，這些瘀一個星期後就不太明顯了，兩個星期後完全消失，明顯感受

到代謝功能的提升。

另外，我還想以我的知識背景提醒大家，拍打出瘀後，身體需要很多能量與營養來進行廢物的排出和組織的新生，所以需要吃飽些、吃油點、吃鹹點、多喝水，尤其是蛋白質、好油、大量的維生素和礦物質。有充足的營養、好的休息（不是不動），拍打後的紅腫痛，很快就會消失。

如今，我除了維持每月一次的拍打實作課程，更常和朋友們相約互拍。有一天，我突然意識到水腫完全消失了，腳踝、膝蓋終於出現了！近年來我持續邀請親朋好友加入拍打的行列，也隨身帶著拍子，走到哪兒拍到哪兒（拍別人），時不時有人會謝謝我，因為拍打改善了他們長年的問題。

其實不用謝我，甚至不用謝謝林英權老師（還是得謝，如果不是老師這樣努力地教學與推廣，我可能早就完蛋了），該謝的是自己。謝謝你自己願意跨出一步參加基礎班，願意拿起拍子拍下去，願意忍痛繼續打下去。瘀清掉了，身體的通道順暢了，自癒力開始作用，身體逐漸恢復機能，道理就這麼簡單。

誠心邀請你，給自己的健康、生活、生命一個改變的機會，加入拍打的行列，體驗拍打改變生命的力量吧。

拍打不只舒緩外在身體的痛
還解內在心裡的悶

朱姵穎
友嘉集團董事

英權哥在我眼裡，是全才。他充滿豐富的知識，又有實務經驗；對事有研究精神，更有執行力。

我是女性、媽媽、上班族、企業二代，每天都在事業、家庭和小孩中不斷取得平衡，現代人該有的毛病，我一樣也沒有少：長期打電腦而肩頸痠痛；工作壓力大，一過中午就頭痛；腦袋高速運轉下夜不安枕等等。

2020 年認識了英權哥與拍打排毒，不只讓我的健康改善，

也幫助我在諸多身分轉換上，變得更加「游刃有餘」。

記得第一次拍打，雖在過程中不是很習慣拍打的痛感，但結束後卻體驗了前所未有的舒暢，是連按摩都無法達到的深層「通」感，當天晚上也是久違地一夜好眠。

現在出差在外時，我總會在睡前拍打，再也沒有睡不著的問題！連我家孩子也學經絡的知識和拍打，還會主動希望我拍打他們，成了另類的親子交流。

「哪裡不舒服，不一定要拍打那裡，而是要找到對應的經絡處理。瘀如果不處理，最終會演化成腫瘤甚至癌症……」半導體產業出身的英權哥，卻對經絡相當了解！最令人驚喜的是，每每見到他，他都有新研究、新知識，或許有時候與主流理論不同，但實驗下來都是很有效果的。

印象最深刻的一次，是我在台東被跳蚤咬。記得第一次被咬，看了三個月的醫生也不見好，皮膚抓到都破皮了。還好，第二次被咬時，英權哥和我一同旅遊中，經過他一番拍打，隔天居然就好了。英權哥說，不論蚊子叮或是被蟲咬，皮膚腫都是毒素的累積，只要把毒素打散，紅腫就會好了。只能說真的很神奇。

英權哥是有義氣、把任何人放心上的善良個性。每年我們都會相約台東長濱度假，說是度假，他卻隨身攜帶拍打棒，見到有需要的人就幫忙，也樂意把拍打的好，分享給可能還沒有機會接觸拍打知識的人。

有位朋友因罹癌而鬱鬱寡歡，服務無數人的英權哥，一看就知道他有憂鬱症。拍打在於排毒素，不管是病症的毒，或是憂鬱症的苦與淚水，經由拍打，就這麼一起被「拍（排）」出來了。

拍打在我的生活中提供了很多的幫助，而我更珍惜與英權哥的緣分，他不僅照顧了我與家人的健康，過去他在企業裡帶團隊的寶貴經驗，也在我接班的過程中，給予了許多的指導與建議。

拍打界有許多的老師，各有特色。我認為以英權哥的邏輯與理解力，還有他對於社會、人與現代生活的了解，相信是能適切地提供忙碌的主婦、上班族很多幫助。

最後，我想分享自身經歷。有次拍打完後隔日隨即健檢，結果顯示 LDH（乳酸脫氫酵素）指標過高，但其他的功能都正常。與英權哥討論後，決定緩些時候再去驗血一次，果真指

標就回復正常了。英權哥解釋，拍打出來的瘀毒是壞的組織和毒素，身體需要時間代謝，所以拍打完是需要休息的，約莫兩個星期毒素才能完全地被肝臟代謝掉。

所以他請我安心地拍，持續拍過三至六個月後，體內毒素會越來越少，代謝功能會越來越快，身體自然會越來越健康。

在此祝福所有希望身心靈平衡的朋友們，這本書一定能改變你對養生的觀念，讓我們在繁忙的現代生活中，一起越「打」越健康！

拍打排毒激發自癒能力
與自然深度連結

詹茹惠

Blueseeds 芙彤園董事長

自然療法一直以來都是人們追求健康和平靜心靈的途徑之一，而在這個嶄新的時代，我們見證了許多傑出的自然療法師。其中，林英權以他的拍打拍毒自然療法，為我們帶來了一場自覺性的健康革命。

2020 年夏天，經由友嘉董事朱姵穎的引薦，非常幸運地，我跟英權老師在長濱永福契作區第一次見面。就如很多人問我怎麼認識英權老師？玩笑話總是回答：哪一位學生不是被他拍

打才認識英權的？

　　10月，我在公司內部開了第一堂排毒拍打課，從基礎的拍打學理中逐步了解這個三千年前道家老祖宗的砭術傳承技術，在現代自然療法拍打技術的應用之下，經由英權老師拍打拍毒課程做到自我健康療癒的保養。

　　我本身是嚴重的過敏族群，2023 年 9 月，因為天氣變化引發氣管不適，咳了整整兩個星期，英權老師為我的肺經、肝經做了適度的拍打保養，咳嗽竟然在第二天逐漸好轉。何其有幸，有英權老師在我創業歷程中為我守護健康。

　　現代社會中，我們每天都身處在繁忙、壓力和汙染的環境，身體和心靈經常受到各種疾病和不適的折磨。傳統的醫療方式提供了一些解決方案，但我們也應該開始關注更自然、更簡單的方式來維護健康。這就是林英權拍打拍毒自然療法所代表的精神。

　　林英權的拍毒並不需要昂貴的藥物或複雜的手術。相反地，他教導我們如何透過輕柔的拍打和深呼吸來激發身體的自然療癒能力。不僅有助我們紓解壓力和焦慮，還可促進身體的免疫功能，改善睡眠品質，減輕慢性疾病的症狀。

此外，林英權的拍打拍毒強調了與自然的聯繫。提醒我們，要更好地理解大自然的力量，並將這種連接帶回日常生活。不僅有益身體健康，也能提高我們的心靈平靜和幸福感。

在芙彤園，我們深信人與自然之間的聯繫是不可分割的。林英權的療法強調了這種聯繫的重要性。透過拍打拍毒，不僅促進身體的自然療癒能力，也喚醒我們對自然的敏感度，更加關注自然環境的保護，符合芙彤園的環境永續目標。

身處在這個充滿壓力和焦慮的時代，我們需要更多像林英權這樣的自然療法師，他們致力於將簡單而有效的自然療法帶給我們，幫助我們實現身心健康的平衡。這本書將深入探討林英權拍打拍毒自然療法的科學層面，希望它能成為一個啟發和指導我們實踐更健康、更幸福生活的重要工具。

讓我們一起探索這令人振奮的旅程，迎接更健康的未來。

走向自我健康的追尋之路

我的個性喜歡冒險、探索新事物,對於未知的領域,經常會花費許多時間精力去探索它、理解它。

研究所畢業後,我投入了半導體產業,參與 IC 設計,花了很多時間研究和理解持續創新的科技領域,以及職場的管理技能。

1969 年生的我,生來就是透過母體垂直感染的 B 肝帶原者。年輕時對於生病沒有任何的感覺,隨著年齡增長,B 肝的影響越來越大,經常感到疲累,肝指數越來越高,GOT、GPT 常年均值 150 左右,慢慢形成了肝纖維化。以前的我,對於這

些指數毫無概念，不知道這代表了肝臟細胞的壞死指數。就診後才知道，這個問題連醫生都束手無策。

原本對醫學領域毫無興趣的我，為了自己，只好跳下來好好地研究，死馬當活馬醫。

觀念對了，才能解開病的束縛

因緣際會下，我接觸到「拍打」，再查找書籍研究經絡、穴位，開始親身測試拍打驗證，果然慢慢地將體內毒素代謝出來，整個人脫胎換骨。把自己處理好了以後，我也喜歡動手幫助他人，開始四處分享拍打的好處，2018年我寫了《拍毒聖經》一書，希望幫助更多人找回健康。

經常有學員問我，是跟誰學拍打療法的。一直以來，我沒有跟隨特定的老師學習，但是每一個問題的發生、疑點和許多書籍都是我的老師。我從頭開始在自己的身上做拍打實驗，了解到身體為何會痛，學會自己解開這些疼痛與病灶；我從「對病不理解」，到「原來這樣才會生病」，再到「如何解開病的束縛」。這一路走來真的是很奇幻的過程。

在自我排毒的過程中，我赫然發現，掉髮的問題、膝蓋的

問題、腰疼痛問題，甚至肝纖維化的問題，都一步一步地改善，體力也逐漸變回三十歲時狀態。至此，我才真正說服自己：所有的病都是細胞受損的問題，只要恢復細胞自我修復的能力，回復原本的組織狀態，健康都應該是可以找回來的。

所以對我來說，拍打排毒是自我健康的追尋之路。我從懵懂無知，到一點一滴學習身體的生命科學來調理自己。理解生理的機制，融會中西方對於生病的道理，以拍打排毒的觀念慢慢地解開病的束縛。

拍打排毒是經絡醫學的創新應用

自從來自中國大陸的蕭先生發生了醫療糾紛後，拍打排毒一直深受誤解，甚至有新聞刻意曲解誤導。事實上，蕭先生教的拍打叫做「轟炸式的拍打法」，身體被拍出毒素是好事，但是短時間釋放大量的毒素，對於肝臟的負荷太過沉重，就可能會是一件壞事，尤其若被拍打的對象是一位代謝力弱的病友。每件事都有一體兩面，如果了解不夠完整，負面的誤解往往使得好事也變成壞事。

拍打排毒是一種調理，需要時間的參與。讓身體代謝、修

復到回復健康，是需要時間的。

經絡學是幾千年累積下來的知識，結合拍打就是經絡醫學最好的創新應用。不論你相信中醫或是西醫，身體的構造、機能應該都是一致的，經氣與淋巴液也不應該是兩種截然不同的東西。

拍打的目的，是拍通淋巴液、組織液的通道。唯有淋巴液能順暢流動，才能帶起免疫系統的防禦。更深層的認知就是，恢復粒線體產生能量及細胞產生氧化還原訊號分子的能力——氧化訊號分子喚起免疫細胞，還原訊號分子啟動身體產生還原物質來平衡自由基的破壞。

回到身體，回到根本，當我慢慢理解這些生理邏輯並融會貫通後，千年前的知識就有了嶄新的氣象。這門知識應該要變成我們的養生常識才對。所以，我很努力地在推展拍打排毒這門知識系統，希望每個人都可以獲得一些簡易的經絡拍打常識。藉由簡單的拍打排毒，就可以獲得健康，真正做到「預防重於治療」，是我對拍打排毒的終極期許。

現代人養生的必備功課

這幾年，許多來現場上課的同學，經常問我：「老師你都怎麼保養的，五十幾歲，皮膚怎麼可以這麼細緻、身材維持得這麼好？」其實我的保養一點也不複雜，都是很自然的方式。第一當然是拍打排毒，拍完後搭配少許精油來舒緩。第二是照近紅光燈，以提升免疫力。(注) 當然，適度運動跟充足的睡眠都是必要的。

睡覺時，我會特別做好脖子的保暖，有助提升免疫力，抵抗病毒入侵，減少感冒的機會。二十年來，我感冒的次數少於五次，也從未因為感冒而上過醫院、吃過藥。

另外，飲食方面沒有特別講究，但會攝取好的油脂，例如 EVOO 等級的初榨橄欖油（Omega-9 為主，同時也有 Omega-3 跟 Omega-6），我常吃滷肉、蛋、豆皮，蛋白質的攝取很充足，所以我只要記得多吃些綠色蔬菜。有空時，就自己動手包包以蔬菜和蛋白質為主的水餃。

拍打時搭配精油，是為了拍瘀排毒，代謝身體長久累積下來的毒素，將身體流動通道（也就是肌肉與經絡）清空後，好的組織液才能好好地流動，循環到所有器官，恢復健康。具有

植物精華能量的精油，也能幫助身體代謝這些毒素。

　　晚上十一點睡覺，每星期運動三次以上，吃對食物，少攝取澱粉，一天吃兩餐更好（168 間歇性斷食）。對的事情努力做，持續執行，健康這件事其實並沒有那麼難。

注：一般的遠紅外線，熱只停留在皮膚表面，是單純的熱療而已。近紅外光（600nm-1500nm）能穿透表皮層，直接照進細胞粒線體，使其吸收光能，產生能量，也不會有過熱灼傷的問題。

認識拍打排毒

關於拍打排毒，所有你想知道的、必須知道的、還不知道的……

為何我們需要拍打排毒？

　　我們身體有毒素、自由基時，肝臟會釋放膽固醇到身體裡，血液、淋巴液、組織液裡都會有膽固醇的足跡。膽固醇會結合毒素回到肝臟，給肝臟消化。但是，有時我們的肌纖維會將這些結合毒素的膽固醇卡住了，跑不出身體的纖維牢籠，所以常會有痠、痛的反應點。時間久了，器官功能慢慢退化。

　　這時人們常做的事是，用營養品或是中藥材來調理身體，好好地補。但是再多的維骨力、膠原蛋白也補不好膝關節退化的問題，再多的葉黃素也擋不住眼睛的退化。

　　拍打是清理淤塞的環境，無關洩、泄。拍的震動能量會帶來局部的熱，震動繃緊的肌肉組織可以讓卡住的膽固醇從肌纖維裡釋放出來。有人說，拍毒會虛，這就是不懂裝懂的理解。虛是因為肝要代謝那些拍出來的毒素，所以肝知會腦，分泌讓你睡覺的褪黑激素，你自然就會想睡，所以你會覺得累，如果該睡卻不睡當然會有虛的表現。徹底地睡個夠，成長荷爾蒙會修復受損的組織細胞。所以拍毒不是洩，是調理肌肉組織，進而影響到器官的功能組織。

清（拍毒）、通（經絡）、調（循環）、補（組織）、營（器官）、衛（免疫系統），這是一連串的恢復，從頭做起才會有效。逆著來，要恢復營、衛的功能卻只想著用補，那是不著邊際、浪費金錢的做法。

有人說，拍打只是微血管破裂？這其實是很不專業的說法。微血管破裂的出血顏色是鮮紅色的，而拍出來的瘀毒大部分是墨綠暗紅的顏色，適度力道拍出來的會是瘀，而非微血管破裂。當然瘀從肌肉的深層鑽出時，也會帶有部分的出血，但是這小細孔就像是針刺的孔洞，一到二天就會復原。微血管的修復比其他組織修復還快，基本上是不需要擔心的。拍瘀時若墊一層薄布，可以有效減緩微血管的破裂。

還有人說，拍打會引起血栓，這就更誇張了。瘀是被困在肌肉纖維裡，拍打只是將其從肌纖維釋放到表皮組織，再讓細胞組織的間質滲透回淋巴、血液循環到肝臟代謝排除這些毒素。然而這個滲透的過程，會將大顆的瘀塊再次解離成分子狀態，才能透過間質回到淋巴系統，最後回流到肝臟去代謝。可滲透流動的小分子是不會造成血栓的。造成血栓的原因很多，有時吃太多澱粉造成血管的破壞，然後血脂高，才是血栓的主

因。新聞喜歡聳動一點才有人看，但聳動並不代表一定對。每個當下，每個人的狀況不同，以偏概全的說法有失公允。

拍打該用什麼工具？

拍毒工具最簡單的就是手，以前都是用反手一甩如一鞭的拍法，是祖傳而來的技法，但不夠精準，力量控制也不易。拍講究的是精準的力度，這力度是壓力。手實拍面積太大、震下去的力度不足，卻帶來不少痛感，一般人是受不了的。

現在科學讓工具進步了，最好的材質是軟性的矽膠，配方及製程可以創造出一定的硬度，又有彈性，矽膠拍痧板是目前最好的工具，兼具軟、沉的震動要求。以前還有木頭、塑料等硬度高的材質，雖然便宜，但不推薦，也奉勸各位少用，敲到筋、腱、骨都不適合，也容易有不必要的瘀傷，最多只能用來拍拍肉多的地方。

讀者若想多了解矽膠拍痧板的資訊，可以上我的臉書專頁「林英權　經絡養生　拍毒祛病」，或是「大塊文化官方網站locuspublishing.com」詢問。

拍毒有年紀之分嗎？銀髮族可以拍打嗎？

拍毒、拍打要看你用多少力度在拍，目的是去瘀痧。年紀稍長的族群，經過歲月洗禮，身體多少都累積了不少瘀。銀髮族朋友，髮蒼蒼，齒牙動搖，都退化了，怎可能沒有瘀呢？循環不良、肝不好，才會白髮。拍的震動可以清理痠痛、帶動循環和自癒修復，所以銀髮族更需要常拍。早期我的學生都是銀髮族，有些人很努力拍，拍到睡眠好、能走能動能爬樓梯，腎臟問題、泌尿問題都慢慢改善。

現代小孩的學習能力或是環境給的刺激（手機）比我們的年代多很多，熬夜念書也是常有的事，呼吸的空氣也沒有三十年前乾淨，所以不見得沒有淤堵。有不舒服就是循環上出問題了，身體可以排掉就好，拍就對了！

拍打有順序之分嗎？

拍毒是在清理經絡裡卡住的瘀痧、瘀傷，所以不必太介意上行與下行的對應關係。按摩、推經活血就得順著經絡走，逆

著推反而不好。

拍毒要先去除最堵塞的部位。經絡就像是連通管，可能有幾處是 50%、30% 的堵，要先清的是 50% 的地方。一直拍固定位置，你會發現拍個兩次就沒瘀痧了。

經絡是河、是道，沿著經絡的走向拍，清理才有效。

一天之中，最佳的拍打時間為何？

過去的觀念認為，經絡的處理最好依時順序，例如心經為皇，正午走心經，所以不可拍。但我認為還是可以拍，沒事的。若是剛吃過飯，建議休息一陣子，一小時後再拍。晚上十一點過後，請好好睡覺，以免拍完身體會有亢奮的反應，反而不易入眠，所以不要太晚拍。

每次拍打要拍多久？何時該停止？

拍打時，要依照自己的堵塞狀況來做判斷，不要硬拍或是拍太久，以免微血管破裂，出現片狀鮮紅色。真正的瘀毒是暗

紅色、甚至墨綠色。建議邊拍邊檢視身體狀況，最好一開始有專業老師在旁指導施力，避免過度或過猛。

拍打時間長短，完全要看瘀痧出來的數量，以及每個人對疼痛的耐受力。當瘀痧很嚴重時，也許拍個五分鐘，就該先停手。待瘀痧代謝後，再繼續拍毒療程。

為什麼有些部位輕輕拍就會那麼痛？

拍痧的痛是一種廣泛的刺痛感，這是因為緊繃的肌肉加上物理震動，造成瘀痧被反彈出來的刺痛感。如果是健康的肌肉，以合適的力度拍打是不會感到刺痛的，因為裡面沒淤可以鑽出來。

「痛」可以做為該部位有沒有痧，或瘀痧嚴不嚴重的指標。肌肉的刺痛感在過了高峰後，就會慢慢減弱，不會一直持續的，此時也代表這個部位的拍痧可以告一段落，往下一個淤堵的部位移動。

拍痧雖然痛，尤其當若淤堵嚴重時，但還是有非常多學員願意忍痛拍毒，因為相較於身體不適且怎麼看醫生都治不好的

長期病痛和心理折磨，拍毒這樣的短暫疼痛，其實不算什麼，而且拍打完的舒服解放感更是讓人一掃陰霾。

拍打的理想間隔時間為何？

每次拍出大量的瘀痧之後，建議間隔兩個星期（依個人代謝能力可延長或縮短）讓身體好好代謝，待瘀痧都消退後再進行下一次的拍打。

什麼情況下不適合拍打？

拍毒是調理的過程，所以過於激烈會帶起很多必要的反應。心態請放正確，不要心急，想著拍一次就會好。最好的做法是分次、分階段來拍，身體狀況會漸次改善。孩童的身體不大會有瘀，倘若抗生素用多了，或是運動過度導致乳酸堆積，會有一點小瘀。

拍毒講究的是力度與手法，慢慢地溫和調理很重要，不然有些人會嚇到，不敢再拍，只能一直淪陷在醫院裡。

有人說，中風患者不能拍，其實是錯誤的。大腦裡破裂的微血管已經修復，是血塊壓迫神經，才造成肌肉痙攣的問題。肌肉僵硬了，需要疏通才會柔軟、有彈性；循環夠好，腦內的破損才會進一步改善。中風的根源是飲食，減少醣的攝取，加上拍毒，功效會很顯著。孕婦，尤其是懷孕初期，避免拍打。體虛的婦女，在月事期間也避免拍打。

血管裝了支架、正在服用抗凝血劑，可以拍打嗎？

血管的支架是軟的，在接近心臟的動脈裡，有肋骨、胸骨擋著，不可能拍到的。拍打引起的震動如果會影響支架，那裝支架的人只要跑動就會出問題了。

抗凝血劑的作用只是為了避免裝支架的地方容易卡血塊，以藥物將凝血功能降低些。拍毒並沒有造成開放性傷口，只有微小的針穴傷，到表皮內就停了，身體可以很快修復。我拍過很多裝支架、正在服用抗凝血藥物的人。

總之，學習拍毒不要道聽途說，恣意而為，最好慢慢拍，慢慢調理，身體會逐漸改善。

拍打時，影響出痧效率的因素有那些？

　　首先是力道。拍打力道盡量避免過度，要穩定適中，用手腕輕鬆上下帶動拍子，拍子拍打接觸皮膚面時，利用兩根手指或單指輕壓拍面，讓力道透入肌肉。記得，頻率要穩定（利用穩定的共振頻率，讓痧從深層肌肉束中鑽出到表層位置）。拍打位置要固定，不要上下左右移動，同一位置無刺痛感時就可換拍打位置。

　　其次是角度。下拍角度要注意拍面與皮膚盡量貼平，拍子接觸皮膚的拍面位置要在拍子前端，可以增加力矩，既省力又能讓力道透入肌肉。不要有拖拉的動作，以免磨破皮膚或磨出水泡。

　　第三是皮膚繃緊程度。利用頭頸身體四肢姿勢的調整，繃緊欲拍打位置的經絡肌肉群，但請勿出力將肌肉變硬，這樣反而阻礙痧從深層肌肉束往上鑽出到肌肉表層。

　　最後是衣物的厚度。直接拍打皮膚出痧，效率相對較好，如果要隔衣物拍打，越薄越好（薄緊的貼身運動衣或韻律服為佳），太厚衣物不易拍出痧痧。記得拍打位置要將衣物拉緊，

皮膚也要姿勢性拉緊繃。

　　若被拍者肌肉太硬或太過肥厚，最好先減少糖（醣）及澱粉攝取一段時間，讓肌肉軟下來，才容易將瘀痧從肌肉束中透過拍打帶到表層位置，再透過肝臟代謝掉。

　　依照上述方法來拍打，可以清除大部分瘀痧。

拍打和刮痧、拔罐有什麼異同？

　　這三種手法都是從人體筋絡來處理累積的瘀痧毒素，但是深淺和範圍不同。拍打是靠震動的原理，可以讓深層的瘀痧排出到表皮之下，範圍相對廣而治本。此外，拍打的痛感可引導拍打者正確尋找瘀傷的部位，更有效快速地去除病根。

拍打只是為了解除痠痛？

　　痠痛是肌肉上的物理限制多，瘀多了，卡住了，才會痠痛。結構肌肉的物理限制會造成淋巴循環不良，組織代謝緩慢，日積月累使得組織器官的功能下降，就是病。藉由拍的震動能

量，解除組織的限制，達到自我修復的自癒功能。

拍打排毒可以解除很多痠痛問題，遠比你想像的重要。

拍打會接收他人的病氣嗎？

常常有人說病氣會傳，所以按摩的師傅身體會不適；生病的朋友到家裡作客，（運）氣會不好……我們常聽到一些似是而非的說法，究竟該不該相信？

首先，我們要釐清的是，人體會生病是「炁弱」，非「氣弱」。炁是淋巴循環、電解質循環的結果，是人體的電場。當細胞的電子缺了或是流失了，電解質紊亂，身體的電場失調了，就會出現功能障礙，進而壞死，就會生病。

自由基絕大部分都是帶正電荷的離子團，身體越差的人，正電位越高，接觸電子會流失，所以按摩時，兩人之間的接觸會達到電位平衡。也就是說，你如果碰到一位身體好一點的按摩師傅，你的電位下降了，會感到舒服點，師傅電位上升了，所以會感覺疲累。然而電場是電解質流動構成的，電會帶出磁場的效應，所以磁場會互相干擾，但是效應持續性很低。

至於運氣會因此不好嗎？試想，那為何台灣的醫院開這麼多，每一家都賺大錢？所以不要迷信，炁不等於運氣，運氣在於老天爺的賞賜，多做好事，才會好運、有福報。幫親友拍拍身體是好事，不會生病的。手會痠是因為乳酸堆積，也是拍拍就好了。

　　拍打完若覺不適，最簡單的做法就是去踩海水、沙灘、草地、泥巴地，跟大地母親借點炁，接接地氣最簡單。拍打排毒可以讓身體的復原力變好，這是自身的能力，不是借來的。有位從事房仲的學生，定期拍毒，運氣好到同事都說她養小鬼。道理其實很簡單：炁通，臉色好，正能量高，說話就會正面，人氣自然高。

什麼是接地氣？

　　人體簡單來說就是電的行為系統：說話需要的思考是電的反應；舉手投足之間是電的控制；不管是大腦或是肌肉，電解質會帶動電的反應。電子非常微小，所有原子外面都有一圈又一圈的電子雲。電子可以穿透細胞膜，透過神經快速地傳遞。

所以炁是淋巴循環、電解質循環的結果，是身體的電場，一旦炁不好，人就會生病。

自由基絕大部分都是帶正電荷的離子團，身體越差的人，正電位越高，會搶奪正常細胞的電子，所以電子會流失。細胞的電子缺了或是流失了，就會出現功能障礙進而壞死。所以電子不補充，電解質紊亂，身體的電場失調了，就會生病。

大地裡有豐富的礦物質，有最無窮盡的電子。當我們赤腳接觸土地時，電子會透過皮膚快速流到身體裡。導電度越高的地方，電子流通速度就會越快，所以海水最好，溼潤的土地、草皮也很好。土地裡面的電子，遠遠勝過森林空氣裡面的電子（負離子）。至於乾燥的地方，導電性差，穿著鞋子無法導電，踏在水泥無法導電，腳踩在家中木頭地板上也無法導電。只要穿著襪子、鞋子，都會阻止電子回到我們的身體裡。

接地才能讓電子回到身體。所謂的氣，其實就是電子，只是古人看不見電子，所以用「氣」來說明這樣的行為。好好安靜地接地氣，會讓自由基平息下來，減少很多自由基攻擊破壞的行為。

我們為何會生病

疾病不是一天、兩天造成的，許多人陷入了所謂健康的陷
阱而不自知，只要理解身體能量轉換的邏輯，理解疾病的
發展過程，就不容易讓慢性病上身。

科學越來越進步，但人們對於生病的恐懼卻是越來越高。根據統計，台灣老年餘命平均有八年的時間是失能狀態，需要臥床。相信每一個人都期望那不會是自己，但如果現在就經常進出醫院，未來需要臥床的機會肯定大增。

疾病不會是一天、兩天造成的，尤其是現代的文明病或是慢性疾病。很多人一退休就開始關注健康的訊息，想要吃得很健康，我卻看到非常多的朋友陷入了所謂「健康的陷阱」裡而不自知。有位從美國回來的朋友，說她吃得很清淡，蔬菜裡完全不加鹽。我聽了真的快要暈倒。鹽是如此重要的物質，受過高等教育的朋友，卻以為鹽是毒，越少越好。事實上，一個人會胖、會暈眩、會生病都是逐漸發生的，只要理解身體能量轉換的邏輯，應該就不至於被似是而非的網路新聞所害，讓慢性病上身。

想要理解生病的原因，我們可以從中醫的框架，也就是「虛、寒、溼、凝、瘀、堵、瘤、癌」出發，說明在現代生命科學的發展下，我們該如何從中醫的觀點來理解疾病，以及從輕症到重症的相關詞彙，幫助我們理解疾病的發展過程。

此外，當我們談論病痛時，時間因素常常是被輕忽或省略

的。經常聽到有人說「我就只有熬夜一晚而已啊！」「我只有一個月亂吃而已啊！」千萬不要輕看時間的影響，它會持續累積，確確實實地在我們身上留下足跡。

為何會生病

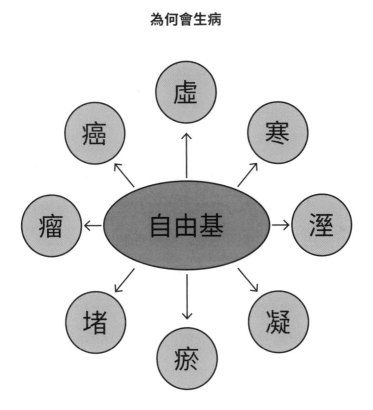

外在症狀：癢、痠、脹、疼、麻、疲、失覺、失能

虛——肝與腦功能低下而產生的不適感

中醫的虛，又分為陰虛、陽虛、氣虛、血虛、腎虛、脾虛等等。各家理論說起來都有其道理，但總讓人摸不著頭緒。接下來，我們試著用能量的觀點來了解虛。

細胞運作需要能量，而細胞裡產生能量的單位稱為粒線體，可說是人體的發電廠。越重要的細胞需要的能量越高，所配置的粒線體就會越多。肝臟細胞約有 1,000-2,000 個粒線體，大腦細胞的粒線體數量更高達 1 萬 5,000 個。可見肝與腦是人體的重要器官。

肝臟是人體最重要的解毒工廠，同時製造修復物質膽固醇。白天忙著解身體的毒素，只有在身體進入深層睡眠時，血液大量匯流到肝臟，才開始進行肝臟細胞的沖刷排毒，將白天運作時產生的毒素排泄到十二指腸、大腸，最後成為糞便排出體外。

大腦的運作是靠電脈衝信號的釋放與接收，來控制身體的思考、動作。大腦組織有 60％至 70％為脂肪，胞漿和細胞外液則含有電解質，血液所提供的氧氣大部分集中在腦殼下的微

血管裡運行。大腦跟肝臟一樣，白天或是醒著的時候，放過電、使用過的電解質會累積在腦髓液裡，只有在深層睡眠時，大腦裡負責代謝廢物的膠淋巴系統（glymphatic system）才會開始工作，帶走腦內的廢物。

身體在進入深層睡眠時，大腦會開始釋放 δ 波進入無意識的階段，這時血液和淋巴液就會進入分流的時間，血液往肝臟集中回流，淋巴液往大腦裡湧入。人體在深層睡眠時，肌肉組織都是放鬆的，藉由微循環來帶動肝血及電解質的更新。

如果意識仍清楚，這個放鬆的修復工程就無法啟動。也就是說，當我們不睡覺或是睡不著時，將造成肝與腦的功能或是運作不良。所以睡不好或是熬夜的人，隔天都有種無力、頭腦不清醒、感覺困乏的不舒服感覺。如果再多熬夜幾天，急性肝炎或是過勞死的風險就會大幅升高。

因此虛是由於肝臟和大腦的運作功能下降，所產生的一種說不清楚的病症。初期是不舒服，長期下來肝臟的功能就變得低下、呈現發炎的狀態，而大腦則是出現代謝問題，導致讓人失智的阿茲海默症或是行動失常的帕金森氏症悄悄找上門來。

經常頭暈、低血壓、消化不良？
你可能是鹽吃得太少了！

常有網路文章告訴大家要少鹽少油，這樣吃才健康，殊不知這樣吃才是真正的不健康。虛症裡常見的暈眩，往往是因為腦組織中少了協助傳送電波的電解質，雖然不是什麼大毛病，但也不容易解決，因為問題出在缺乏基礎物質，而那個基礎物質就是鹽分。

人體內的液體包含血液、淋巴液及各式的組織液，最底層的物質就是鹽與水。醫師告訴你要多補充水，這個水是指含有電解質的水。身體的基礎液若是缺少了鹽，無法將水留在身體裡，喝越多水越留不住，就會一直要排尿，而尿是鹹的、含有鈉離子的，所以尿一多又帶走一部分的電解質。流汗也會帶走鹽分。

基礎代謝用的鹽每天需要 7 公克（衛福部建議值為 6 公克），你知道其實你從沒吃夠嗎？不妨試著量一量多少是 7 公克的鹽。可以將 7 公克的鹽泡成鹽滷水，再慢慢加到開水裡，從早到晚補充進到我們身體裡。大腦需要的電解質若

夠，才不會無緣無故發暈。若是攝取了過多的鹽分，身體會渴，就會想要喝水，然後隨著尿液被排出體外，不會傷腎。超標的鹽量每日是 15 公克，一般人不可能吃下如此多的鹽而無感。代謝電解質是腎臟的天職，不是負擔。鹽分攝取不足會影響我們的血液循環和消化系統，造成低血壓、消化不良等問題。

寒──運動是最佳的驅寒方式，不是吃藥

手腳冰涼、發冷是常見的徵狀，常被誤解為一種病症。寒是自然的現象，我們要先了解身體，才不會有錯誤的臆測。

人是恆溫動物，會不斷地產生熱以維持體溫。當肌肉裡的肌凝蛋白及肌動蛋白在動作時，會產生熱。人體內 85% 的熱來自於動作，所以當我們一直跑或持續運動，就會產生源源不絕的熱。但是過度的熱會使體溫過高，導致身體的蛋白質失效、死亡，所以天氣太熱，運動過度就容易中暑、猝死。

生命組織經過千萬年的演化，當然不會只有單向的積累，我們的身體也有平衡的機制，幫助放熱、降溫。

人體宛如一個大面積的遠紅外線放射體。自然界最好的放熱效能，稱為黑體輻射，放熱效率是百分百，銅是 20%，鋁是 40%，人體皮膚的輻射能力卻有 88%，以平衡身體產生的熱。這些熱會透過血液、淋巴等組織液，從內部往外送到手腳的末梢，過多的熱會經由遠紅外線的輻射能放送到空氣中。這就是人體恆溫的平衡機制。

當氣溫越低時，輻射的效率就會越高，散出去的熱就會越多。所以台北冬天天氣冷，手腳冰涼的比例遠高於南部溫熱的環境。處於寒冷地區的人們更需要藉由運動來產生熱，以維持 37 度的基礎體溫。

所謂「百病起於寒」，日本學者研究發現，體溫每下降 1 度，免疫力就減少 30%。中醫認為，寒性體質是因為體內陽氣不足的緣故。一般人常用中藥調理的方式來溫補身體，但是寒的問題不見得可以改善。其實，最簡單的驅寒方法是運動，只要運動，肌肉組織的動就會產生能量、產生熱，同時促進淋巴循環的流動，能有效帶動熱的分布。所以，解開寒症最好的方

法是運動，不是吃藥。

超慢跑是最簡單的運動，原地跑步即可，步頻快，步幅小，可以提升體熱，又不會帶給膝關節太多壓力。如果年紀大，可以更簡單地用抬手、抬腳的運動來產生熱，同時訓練肌力。抬得越慢，效果越好。最好每天要做超過 300 下，維持足夠的運動量，訓練肌力的同時，也為身體製造一些熱能。

身體會寒的原因，除了運動不足，另一個常見原因是吃了太多鉀離子、卻不補充鹽所造成的，導致心臟無力、心悸等等問題。

我們知道，氮、磷、鉀是重要肥料來源，所以蔬菜、水果裡面都含有充足的鉀離子。對於人來說，健康的身體需要鉀、鈉離子能夠平衡運作，最佳比例是 4：1。如果長期食用太多綠色蔬菜和水果，卻很少補充鹽，體內鉀跟鈉的比例可能會變成 10：1，這是非常不健康的狀態，而形成所謂寒性的體質。

我發現一般人都不知道鈉鉀離子的比例是如此地重要，以為吃蔬菜就可以攝取到鈉離子，這其實是非常錯誤的觀念。

鹽的化學名稱為氯化鈉，氯化鈉是植物非常討厭的元素，所以基本上你所吃的任何蔬菜裡，不會有氯和鈉離子。然而這

兩者在人體中卻扮演非常重要的角色。

寒性體質的人，除了心臟疾病外，也會消化不良，因為胃裡面的胃酸濃度不足，對蛋白質沒有任何的溶解力，所以長不了肌肉，也會形成肌少症。

中醫講的許多關於寒的問題，跟缺鹽關係密切。要改善寒性體質，可以在蔬菜水果裡多添加鹽，鹽還可以讓蔬菜水果的美味更加突顯。只要有正確的認識，對於鹽的恐懼可以完全克服，也順便改善寒性體質。

鹽水多喝一點，將 7 公克的鹽加入 2000 毫升的水中，在一天內喝完，不必考慮三餐中的鹽量。

溼——循環太差才是體內溼氣的源頭

我們常聽到有人說身體溼氣重，所以會有溼疹；水腫也是溼氣太重；有人說不能淋雨，不然寒溼會上身；運動完也不可以馬上洗澡；夜晚赤腳踩草地，溼氣也會由湧泉穴進入身體等等眾說紛紜的臆測和假說。

中醫有「脾溼」的說法，所以也常有中醫說，因為脾溼才

會形成體內的溼氣問題。

這些說法很難說有錯，但也不容易找到科學的立足點。體內的溼絕對是因為水分過多造成，但我們應該先來理解身體為何會有過多的水滯留在體內。

人體中的液體都是含有電解質的水分，久站或久坐的人經常從下午開始出現腿部發脹的感覺，那是體內尿素代謝不良所致。肌肉組織偏少、肌肉缺乏運動時，細胞代謝出來的尿素就無法回到腎臟代謝，身體為了維持細胞運作，只好將電解質水充飽在細胞組織裡，所以腿和下半身會感到發脹，不舒服。

尿液中有三分之一是從食物的蛋白質消化後產生的副產物。蛋白質，也就是巨量的胺基酸，消化過程中會產生含氮廢物（也就是阿摩尼亞），消化完的代謝物會進入血液，再經由腎臟裡的腎絲球將氨素水送到膀胱成為尿液。

此外，尿液當中的三分之二來自身體細胞代謝後的產物。人體細胞也是蛋白質，代謝進行時，老舊細胞會進行自噬的過程，產生普林（又稱嘌呤，是構成 DNA 與 RNA 的重要原料）。這些物質會送到肝臟轉化為尿素，再到腎臟成為尿液。所以成年人進行代謝時，就會產生尿素，即使不吃不喝也會排尿。這

是因為氨素會讓血紅素喪失攜氧作用，細胞便因窒息而死亡。

由於氨對於人來說具有致命的毒性，一旦濃度超標，血紅素就無法為細胞帶來活命的氧氣。在循環差的狀況下，細胞會留下大量的電解質在組織裡，以維持血氧的作用。這是活命的結果，所以會脹、會不舒服，但細胞仍可繼續工作，等回家躺平後，地心引力的作用較小，這些毒素就會回到腎臟代謝，第二天早上起床，腿就不脹、消腫了。

因此，循環太差才是溼氣的源頭。溼疹是皮膚受到外來微生物菌株感染後，免疫細胞反擊能力太低所致，並不是溼氣造成。充其量，溼氣和溼疹只能稱為共病，不是因果。經常接觸水並不會導致水氣上身，不然洗澡怎麼沒事？皮膚是人體的保護機制，有隔離的效果，所以別大驚小怪，道聽途說。

凝──造成三高、加速老化的糖化反應

什麼是凝？凝可以比喻為細胞的蛋白質被糖化了。一旦身體的蛋白質失效了，功能就會不彰顯。蛋白質糖化在日常生活中經常出現，比如焦糖布丁、烤布丁、烤肉、滷肉等等。

糖化蛋白的完整說法是蛋白質焦糖化，也就是料理上說的「梅納反應」。在蛋白質的外層撒上糖，經過熱的反應，蛋白質會有脆脆的口感及焦糖香氣。糖化反應的基本元素就是糖、蛋白質與熱，正好人體的肌肉和血管都是蛋白質組成，糖或是澱粉類食物消化後就會是葡萄糖的樣貌，充滿在血管中，血糖會再將一部分的葡萄糖放在肌肉和肝臟裡，就是肝醣。心臟、動脈血管正是體內血液溫度最高的區域，這提供了熱，因此糖化最容易顯現的地方就是動脈血管。所以，主動脈剝離、心臟瓣膜閉鎖不全等問題的潛在原因，便是血管硬化、喪失彈性，繼而造成微血管破裂導致中風。

　　一般來說，人體大約有 600 公克的葡萄糖會儲存在肌肉組織裡，葡萄糖是細胞粒線體可以用來產生能量 ATP（三磷酸腺苷）的物質之一，另外兩種能量來源就是胺基酸與脂肪酸。

　　糖儲存在肌肉裡，是為了因應我們行動時、需要能量時，可以直接取用這些糖分轉化來用，最快，也最及時。然而，現代人的工作用腦為多，以體力為主的勞動越來越少，美食也幾乎都是糖與醣（澱粉）的組合。沒有勞動加上沒有運動，身體組織裡過多的糖根本無法去化消失，所以胰島素開始介入，將

糖轉化為脂肪，儲存在脂肪細胞裡。這使得度過青春歲月的我們，在進入職場的同時，也開始了宛如「養豬計畫」般的人生。

三十歲左右，你開始懷疑自己，怎麼不吃也會胖（其實是含糖飲料一杯又一杯）；過了四十，減肥成為每年的 KPI（關鍵指標），嘗試各種運動、努力減肥；來到五十，長期不運動的人，開始出現糖尿病的問題，明明自己下身臃腫、大腹便便還推說是遺傳，這是最令我生氣的一種藉口——「胖是媽媽造成的，不是我」。其實管不住嘴的是自己，遺傳影響的是習慣、口味，家人常吃麵食，所以你對麵食也有無法抗拒的喜愛，成為媽媽的味道。

以前的媽媽一直在做勞動的事，所以到老也沒有什麼大毛病。現代女性多是坐辦公室的上班族，糖無處去化，只能藉由胰島素的分泌轉化為脂肪，所以慢慢地糖上癮、胰島素阻抗、血糖震盪，高血糖在短時間變為低血糖……這時容易會暈，於是又一直吃糖來提升血糖，讓自己不暈，最後胰臟罷工，無法沒日沒夜地分泌胰島素，導致血糖上升，糖分一直留在血管裡，最後變成糖尿病。

到了醫院，醫生說糖尿病要吃藥、口服合成胰島素，然後

持續吃藥，但還是澱粉不忌口，所以又更胖了。最後醫院告訴你，要長期施打胰島素才能有效控制血糖。

這是糖尿病患者的真實人生，就在日常中不斷發生。

人體的細胞組織是蛋白質構成，所以糖化的影響就會存在。心血管疾病、糖尿病、肌肉僵硬、中風都跟糖化有關。看待疾病時，時間因素經常被忽略。儘管我們的身體不會像料理食物那樣高溫，但日積月累的結果就是招來慢性病、文明病。

許多媒體報導、甚至醫生都主張鹽傷腎。其實，當血液裡糖分過多時，腎絲球也會遭遇同樣的糖化問題，使得腎功能越來越低下。腎臟的功能是製造出身體的電解液，以及血液裡的基礎物質，鹽的解離是腎臟必要的工作。關於鹽的攝取，一般人不大可能過量，反而經常不足。正常的情況下，成人每天的基礎代謝量所需是 7 公克的鹽。攝取過量還真不容易，除非吃到 15 公克以上，但在腎臟超出負荷之前，你一定會覺得非常渴，會喝下很多水，排掉多餘的鹽。

2016 年 5 月 20 日，加拿大麥克馬斯特大學（McMaster University）及漢密爾頓健康科學中心（Hamilton Health Sciences）在國際知名醫學期刊《刺胳針》（Lancet）的一項研究報告指出，鹽攝取

量過低者，也就是平均每天少於7.5公克（相當於3公克的鈉），會增加心血管疾病（包括冠心症、中風及心臟衰竭）和死亡的機率。其中，有高血壓的人將增加34%的風險，沒有高血壓的人將增加26%的風險。

這個研究受試者有13萬3,000人、橫跨49個國家。受試者中將近半數有高血壓，另一半沒有高血壓，平均追蹤4.2年。最後的實驗結果，有幾項驚人發現：

首先，對沒有高血壓的人來說，每天攝取10-22.5公克食鹽的人，心血管疾病罹病率及死亡率最低。而且，即使攝取更多的鹽巴，也不太會增加風險。相反地，如果遵照公衛單位的建議減少鹽分攝取，例如台灣衛福部的每天6公克、世界衛生組織的每天5公克，或者美國心臟學會的每天3.75公克，罹病風險竟然增加20%至40%。

其次，對於有高血壓的人來說，每天攝取10-15公克的食鹽，心血管疾病罹病率及死亡率最低。如果遵照台灣衛福部的每天6公克、世界衛生組織的每天5公克，或者美國心臟學會的每天3.75公克的建議，減少鹽的攝取，罹病風險竟然增加30%至將近50%。至於糖，因為不容易直接排掉，除非轉化為

能量消耗掉，不然疾病會上身的。

　　如果已經有肥胖或是糖尿病的問題，可以用最和緩的斷食，也就是「168 間歇斷食」，十六個小時不進食，每天少吃一餐來讓胰臟休息，使得身體肌肉和血管裡的糖回到正常水準。經由升糖素的刺激，肝臟開始轉化脂肪為能量。飢餓的感覺是飢餓素造成的，當血糖低下時升糖素才會分泌，這是減重消脂的開始。

　　頭暈可能是血糖低的緣故，胰島素阻抗的人經常會有這樣的戒斷反應，通常一、二個星期後就會消失。另一個原因可能是電解質不平衡所造成的，這時喝點鹽水、補充一下電解質就不會暈了。

瘀──包覆毒素、卡在肌肉層的膽固醇

　　大家應該都見過瘀，印象肯定不怎麼好。我們經常因為手腳被撞或跌倒，隔天就瘀青，自然就認為瘀青是受傷造成的。其實在受傷的當下，細胞破裂了，周邊組織就會開始跟身體要修復的物質，以複製新細胞。細胞膜這層較硬的組織有 70% 左

右是膽固醇構建的，瘀青是因為肝臟將膽固醇釋放出來，送到受傷部位，以便修復再造組織，通常兩天後就會消失。可以說，膽固醇是重要的修復物質，也是身體結合自由基、毒素的基礎物質，所以拍出來的瘀是膽固醇包覆自由基、毒素所造成的。

膽固醇是肝臟釋放的有益物質，是肝臟的信使，主要工作是收集廢物、毒素回到肝臟，以及修補細胞組織，荷爾蒙的合成也需要膽固醇。所以，膽固醇沒有壞的，都是好的。可惜總有人把過去科學不發達年代的錯誤理解，一直傳遞到現在，而我們經常被這類錯誤訊息洗腦。

膽固醇是每個細胞製造細胞膜所需要的原料、膽汁的原料、荷爾蒙的原料，當陽光曬到皮膚，皮下的膽固醇會變成維生素 D。膽固醇在人體扮演了非常重要的角色。

膽固醇分為低密度膽固醇及高密度膽固醇，本質都是膽固醇。低密度膽固醇是從肝臟釋放、離開的，高密度膽固醇是流回肝臟的。兩者差別只在於方向及內容物不同。

低密度膽固醇由膽固醇及低密度脂蛋白構成。由於脂肪、膽固醇等脂質不溶於水，需要與各種脂蛋白結合，才能在血液中運輸。脂蛋白主要是改變膽固醇的電性，變成親水性，使其

可以自由地在身體組織裡飄移、流動。低密度脂蛋白所攜帶的膽固醇與心血管疾病的發生存有正相關，因此低密度脂蛋白膽固醇一度被稱為「壞膽固醇」。然而心血管疾病的根源不是膽固醇，它是來修復用的，問題還是出在前面提到的糖化作用。

此外，膽固醇會和毒素、自由基結合，然後低密度膽固醇就會成為高密度膽固醇，流向肝臟去卸載、代謝這些毒素，之後又成為低密度膽固醇，再度出發執行巡邏工作。

所以膽固醇都是好的、重要的。降膽固醇的藥盡量少吃，這類藥物會抑制肝臟的功能，且一旦少了收集毒素、修復組織的膽固醇，細胞無法再造，血管壁會越來越薄，皮膚越來越差。

低密度膽固醇能夠鑽進肌肉纖維中，結合收集自由基，例如乳酸，變成高密度膽固醇。一旦高密度膽固醇離不開肌纖維的束縛，就被困在裡面成為瘀滯的膽固醇。被卡住的膽固醇越來越多，會影響肌肉的收縮能力，淋巴液的代謝就會不好；多處卡住，就會阻礙整體的循環能力，導致身體產生痠痛、發炎等反應。

發炎是好的現象，因為免疫細胞會因此啟動，同時促進了生長因子的分泌，身體會努力修復細胞。然而，文明帶來了抗

生素，抑制了發炎，也抑制了修復，該好的沒好，只是暫時不痛了，但是發炎—修復的機制仍然存在，最後反撲的是微型的免疫風暴，像是蕁麻疹、關節炎等。

瘀的膽固醇是被卡住的，藉由拍打的震動可以鬆動卡住的瘀，釋放到表皮組織下，淋巴液會很快地帶走它，不會讓你行動不良。拍打造成肌肉的小傷口，微血管破裂，身體一兩天就會自行修復，不需要大驚小怪。

生病不是一天之內造成的，而是日積月累的結果。許多人會忽略肌肉組織的痠痛，有痠痛的肌肉組織，代表病灶已經影響淋巴循環了。不同的肌肉（也就是構成經絡的組織）會通達到不同的器官。透過拍的震動，可以調理不良的組織，讓循環好好地恢復，避免身體的小問題發展成大病。

肌肉裡的瘀

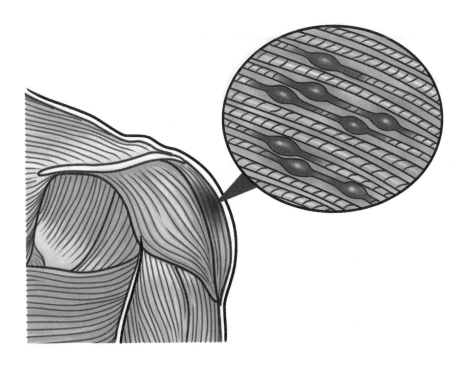

筋膜能量危機導致的「扳機點」，又稱氣結。拍打可將藏身在肌肉束裡的「瘀毒」（或氣結）拍散，再由肝臟代謝掉，達到舒緩疼痛的目的。

堵──經絡不通，就會為器官帶來問題

從西方醫學的角度來看人體，常常都是單一地看待我們的器官。東方經絡則不然，看重的是身體循環，主張調理智慧。

現代醫院經常透過血液來看身體的病，透過血液分析來找病因，所以很多人以為生病跟器官裡的血液循環有關。

我們都知道，器官裡的血液供輸全靠心臟及血管來提供氧氣。然而，淋巴循環也很重要，主責防衛的免疫細胞，以及營養元素的運送。這就是中醫所稱的「經氣」，或是「炁」（音同「氣」）。因為無色透明、不容易界定，在以往的科學研究中經常被忽略。

炁比氣更容易讓我們理解身體的能量。炁這個字為上為無，下有火，代表看不見的能量。兩千年前尚未發展科學，只能用這巧妙的字來描述身體運行的能量。

淋巴液的運送不是走血液的路徑，它們四處湧現，靠的是肌肉組織的收放，將組織液往下輸送，或是從下回流到頭、腹腔、骨盆腔。

組織液同時也是身體細胞的電解液，肌肉動作靠的是肌凝

蛋白與肌動蛋白的電子附著。這樣的動，提供了淋巴系統循環的力量。肌肉通達到器官，運送電解質水分到達細胞發電。

淋巴液的流動要靠肌肉收縮，也就是經絡的運行。經絡就是肌肉組織，是循環的管道。如果這些管道都被疹堵塞，運送組織液的能力就會減弱，代謝開始不良，器官容易受到損傷，很多功能逐漸衰弱。例如肩頸的經絡堵塞，會造成眼睛眼水的代謝不良，引發眼睛的疾病如白內障、黃斑部病變、飛蚊症等等。此外，還會影響要運送到大腦的組織液，無法好好沖刷清理大腦排出的廢物及毒素，降低睡眠品質，也會干擾白天思緒的表現。

可見肌肉代表的循環環境很重要，一旦循環的管道環境不良，就會為器官帶來問題。前面提到的肩頸經絡堵塞，長期下來就會造成眼睛病變、耳鳴失聰、大腦腦內循環的問題，乃至失智症及帕金森氏症。

若是下半身堵塞，則會影響回流，產生水腫、溼寒的問題，經年累月下來，器官功能衰退的情況就會一一浮現。

疏通了經絡，就可以讓氣運作得更旺盛。有些人練功多年都無法讓氣順利運行，是因為太多毒素積累在經絡裡。好好處

理身體瘀積的毒素，功力就可以大大提升，氣也會跑得更順。

瘤──累積很久的瘀便會成為瘤

　　器官中的毒素累積無法排除，也會有瘀，時間一久就可能形成腫瘤。例如皮膚上的脂肪瘤或是疣、子宮內膜的肌瘤，以及乳房的纖維囊腫等。

　　超音波是很有用的檢查利器，有助於發現初期硬塊組織。有癌症家族史或四十歲以上的成年人，最好定期追蹤。

　　瘀在肌肉裡累積會有痠痛感，但是在器官裡形成就會影響功能。人體的結構蛋白質是肌肉，功能蛋白質是器官，結構蛋白質是連通到功能蛋白質上的，會影響內分泌，比如荷爾蒙分泌、甲狀腺亢進或低下、胰臟的消化酶等。

　　累積很久的瘀便成為瘤，有些瘤可靠促進代謝的方式來改善，如運動、拍瘀痧，肌肉組織的輸送能力決定了代謝的表現。

　　瘀是毒素、自由基的累積，自由基會以搶電子的模式破壞身體的細胞組織，自由基越多，身體的電位越正越高，器官長出瘤的機會越大。這些電位的破壞也可能使細胞癌化，也就是

甲基化。

如果我們能減少自由基的破壞，就可以讓身體電位回到零或是低電位。最簡單的做法是，直接接收環境中的電子，也就是人們常說的「接地氣」。所有物質都由原子和電子構成，電子可以游離，所以會有導電的現象。環境中存在的負離子就是電子附和上去了，才會形成。例如森林中的芬多精負離子，可以幫助我們釋放壓力，就是電子減低、電位降低自由基的攻擊效果，使得身體覺得舒服、自在放鬆。

電子的取得不必非得到山林裡，其實海水的導電度最好，在溼的沙灘，或者泥土、草地裡都有。只要赤腳踏上就等於接上電，電子會源源不絕地往身上流竄，直到電位回歸零。平常下班後可以到公園，找塊草坪，用些水澆溼，在上面靜靜地踩上十分鐘，順道甩甩手、拍拍肩，放鬆地彎彎腰，就是最好的休息、放鬆。

癌——正常細胞是怎麼變成癌？

癌細胞並非從天上掉下來，而是由正常細胞轉化過去的。

預防癌症最好要從自由基的堆疊階段（也就是瘀）開始做起，不然等到癌變時，光是情緒、心態和壓力就足夠摧毀生命的能量了，更不用說還得經歷難熬的化療過程，感覺身體只剩下空空的軀殼。或許癌細胞殺死了，但身上占細胞數量90%的益生菌也將跟著消失殆盡。益生菌比癌細胞脆弱，在完成整個療程前，身體經歷的是營養無法吸收的階段，這是足以致命的。

許多人誤以為營養是吃進去就有，往往忽略了營養的植化素在膳食纖維裡，膳食纖維和油脂的分解吸收要靠體內生態系裡的細菌。不要以為化療或是標靶藥物治療結束後，一切自然可以慢慢恢復，但其實不少人並沒有真正恢復健康。

面對可怕的癌症，我們身體的免疫細胞才是最好的武器，它們具有標靶定位的功能，可以識別癌細胞的特徵，展開一系列的攻擊，T細胞、NK細胞、B細胞、巨噬細胞等等。只要維持好後勤補給，後續將有更多免疫細胞的產生加入，以遞補打仗消耗掉的免疫細胞，幫助我們打贏癌的戰爭。

但是我們常常輸在缺乏後勤的補給，免疫細胞在化療過程中也掛了，癌細胞沒有處理乾淨，或是其他的自由基又癌變了。倘若此時免疫功能尚未回復，癌組織又開始快速地生長，

最後再度復發。這時，癌細胞更容易發展，脂溶性的維生素和油脂都無法藉由益生菌讓身體吸收，免疫細胞不斷下降。至於人們常吃的澱粉，消化完畢後成為葡萄糖，透過血管又送進癌細胞裡，成為癌細胞完美的食物。

癌化的細胞，粒線體只能處理糖，使其發酵，成為癌細胞生長的能量。所以我們吃進越多的澱粉，癌長得越快。反倒是正常細胞，在少了益生菌的人體環境下，一天一天地凋零。

癌細胞的再發生並非轉移，大部分應該是上述過程加速所致。所以生酮飲食或是類生酮的減醣斷食，近年廣為人們所接受。然而生酮飲食只能吃蛋白質與油，加上嚴格控制碳水化合物的攝取，長期恐有酮酸中毒的問題，其實是很難達成的。

間歇性的斷食，尤其超過二十三小時以上的長時間斷食，已經科學證實可以啟動人體強大的免疫能力，抑制癌細胞生長。要注意的是，餓死癌細胞的概念不是把自己餓死的意思，而是調整飲食的內容及斷食時間，讓身體有足夠能量與時間好好地對抗癌細胞。若是理解錯誤，就真的很難康復回來了。

免疫細胞的種類與起源

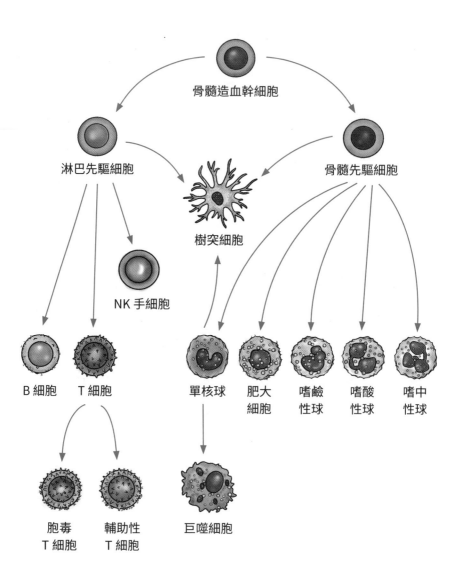

骨髓造血幹細胞

淋巴先驅細胞

骨髓先驅細胞

樹突細胞

NK 手細胞

B 細胞　T 細胞

單核球　肥大細胞　嗜鹼性球　嗜酸性球　嗜中性球

胞毒 T 細胞　輔助性 T 細胞

巨噬細胞

及早拍毒，免除癌變的威脅

雖然我教的是經絡，但是透過生命科學的解析，能幫助我們認識生病的歷程。

最近看到一位朋友分享他用手術取出來的癌組織，剖開的癌細胞剛好可做為我們的教材（見下頁圖）。

前面提到的瘀、堵、瘤、癌，在這張圖片都能看見。黑色的是瘀，白色的是脂球（瘤），脂化的前身是包覆自由基的膽固醇，時間一久膽汁的綠色不見了，只留下脂肪粒。日積月累加上免疫循環不良，使得正常細胞經自由基轉化為癌，腫瘤已經長到 10 公分大了。這個腫瘤的成形可能已經有好幾年的時間，也逐漸壓迫到正常的組織，形成痛、腫、硬塊。這都是癌組織悄悄擴散的過程。

平常洗澡的時候，不妨趁機跟身體好好對話一下，輕揉各部位，看看是否有任何的硬組織。感到痛、痠的部位，建議及早拍毒，以預防癌變的可能。

自由基的來源非常多，如果我們的身體都能代謝、排除，就可以免除癌的威脅。拍毒是重要的養生方法，希望大家好好清理自身的循環系統，長保健康。

從瘀到癌

癌組織中有大量深黑的瘀，從
瘀到轉化為癌細胞需要幾年的
時間，瘀堵塞主導身體循環的
肌肉，才會造就出癌細胞。

脂化的瘀，類似脂肪瘤
的組織，時間要夠久，
瘀才會退化為脂球。

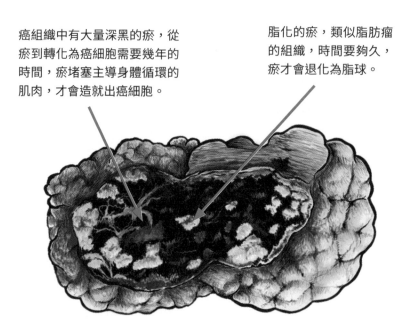

瘀、堵、瘤、癌是一連串的過程，不要輕忽瘀滯的問題。

3

找出病的根源

12 條經絡與相關疾病

經絡學已有數千年的歷史,是一門發展完備的實證科學。
掌握經絡的原理,輔以拍打手法進行養生保健,啟動身體
自癒的修復本能,解開病的束縛。

魏文王問名醫扁鵲：「你家兄弟三人，都精於醫術，到底哪一位最好呢？」

扁鵲答：「長兄最佳，中兄次之，我最差。」

文王再問：「那為什麼你最出名呢？」

扁鵲答：「長兄治病，於病情發作之前，一般人不知道他事先能剷除病因，所以他的名氣無法傳出去；中兄治病，於病情初起時，一般人以為他只能治輕微的小病，所以他的名氣只及本鄉里；而我是治病於病情嚴重之時，一般人都看到我下針放血、用藥教藥，以為我醫術高明，因此名氣響遍全國。」

兩千多年前，《黃帝內經》中提出「上醫治未病，中醫治欲病，下醫治已病」，即醫術最高明的醫生並不是擅長治病的人，而是能夠預防疾病的人。可見，中醫歷來防重於治。

簡單地講，《黃帝內經》即指出，上醫治未病之病，謂之養生；中醫治欲病之病，謂之保健；下醫治已病之病，謂之醫療。用後現代醫學的說法，「上醫」屬於養生學，「中醫」屬於保健學，或都叫預防醫學，下醫才是今天理解的醫學。

「治未病」是中醫的健康觀，是幾千年來古代醫家在預防和治服瘟疫的過程中不斷總結和完善的「未病先防、既病防

變」的科學思想，是中醫學奉獻給人類的健康醫學模式。

面對現代五花八門的疾病，以及發病年齡越來越低、亞健康人越來越多的狀況，根據經絡的原理，輔以中醫的拍打手法進行養生保健，無疑是最合適的方式。

承襲《黃帝內經》的養生保健理論

《黃帝內經》裡描述的經絡很神奇，初接觸的人往往一臉茫然搞不懂這裡是哪裡。我剛接觸拍打時，為了替自己滿滿的問題找解答，一直看書，搜尋各個經絡介紹，慢慢地消化、理解，轉化成現代人比較可以理解的方式，來看懂經絡的奧妙。

《黃帝內經》：「經脈者，所以行血氣而營陰陽，濡筋骨，利關節者也。」人體將近七成由水構成，這水包含了血跟炁。血液大家都容易理解，出於心、行於血管之中。心臟一旦不工作了，人就死了。心臟亂跳動是受損的象徵。

炁指的是淋巴液、組織液、電解質，有保衛身體抗病毒的能力。炁含有基礎物質，像是鹽分和各種礦物質、維生素，補充營養。當氧氣進到體內，會被送進血紅素，在組織裡跟著

炁一起流動。炁沒有固定的管道流動，不僅下行還得往上。因為有地心引力的關係，往下流很容易，但要逆流就沒那麼簡單了。炁行靠的是身體肌肉組織的收縮，收放之間產生如心臟般的循環動力，讓炁暢通於組織之間。

睡覺時，循環變慢，僅剩下維持基本生命的微循環，靠的是肌肉的微顫作用。當人死了，肌肉不會動了，炁的循環便戛然而止，閉的是氣也是炁，但我們可以觀察到氣的存滅，看不到炁的停止。葉克膜誕生後，一個人即使沒了氣還是可以活下來，但如果沒了炁，就無法再繼續生命的循環。

因此，肌肉要維持暢通，循環才會好。很多人願意砸錢買保養品、美容護膚療程，把表皮打理得完美無瑕，卻毫不在意皮下肌肉對自己健康的影響。

人體肌肉是由肌纖維和外層的筋膜包覆而成，經由肌腱連結到關節處，所以痠痛是肌肉發炎引起，發炎則是因為肌纖維裡有瘀排不掉，身體修復不了，功能的問題便漸漸顯現出來。有人會肌少無力，關節變形退化，問題就出在肌、筋、腱、筋膜上。

經絡是人體功能的調控系統

肌肉組織的「組織」就是經絡，討論的是結構肌肉與功能器官的循環關係。身體經絡遍及全身，使得微細的營養源及免疫細胞遍布全身，中醫所說的營、衛兩大機能才能持續發揮。

在中醫關於氣的哲學裡，人的表現只限定於兩種狀態：一是為魂態（精神充足、有活力、充滿鬥志等等），而氣旺盛於以五臟（心、肝、脾、肺、腎）為中心的循環精神之氣；另一種狀態為魄態，而氣旺盛於以六腑（胃、膽、三焦、膀胱、大腸、小腸）為中心的循環情緒之氣。

兩漢時期，將魂、魄、神、意、志與五行、五臟相配，謂「肝藏魂，肺藏魄，心藏神，腎藏志，脾藏意」，若能制勝五行，調和五臟，則可安養延年。《黃帝內經》將肝與木、心與火、脾與土、肺與金、腎與水相配。

人體可說是一個有機體，中醫的說法是「五臟一體觀」，通過經絡系統，將全身組織包括五臟、六腑、五體、五官、九竅、四肢百骸聯繫起來，構成表裡相關、上下溝通、密切聯繫、井然有序的五大功能系統，並且通過精、炁（氣）、神的作用

五臟六腑的生剋關係

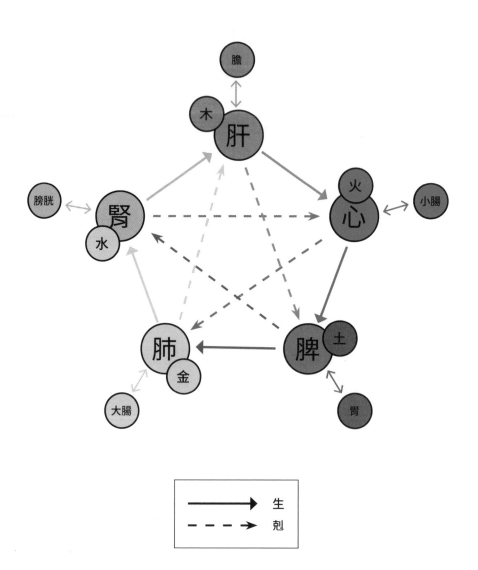

來完成統一的生命活動。

經絡是淋巴循環的管道，淋巴循環要靠肌肉的收縮來啟動。身體的肌肉束就是淋巴系統的心臟，尤其是跟大腿連通的肌肉，所以有人說大腿是第二個心臟，指的就是臀腿的肌肉主導人體淋巴的循環。臀腿的肌肉動起來，淋巴循環也會跟著活躍起來，要活就要動。

簡單地說，炁（氣）就是淋巴液、組織液，淋巴系統是循環系統的一部分，是由淋巴、淋巴管與淋巴結所組成。不單是回收剩餘的體液，調控體內環境的平衡，也是身體內的免疫反應之處，逐步過濾保持個體的健康。淋巴液裡面有重要的氧化還原信號分子，是細胞中粒線體產生的信使分子，能使細胞彼此交談並讀取 DNA，檢測細胞是否損傷、虛弱或功能障礙，並進行糾正。

拍打排毒即是中醫系統中的砭術

中醫系統裡，常見的調理氣血手法有砭、針、灸（艾灸）、藥四種方式。一般人最常用的是中藥，再來就是針灸，利用穴

位刺激的方式來促進氣血的運行。灸是古時候的拔罐進階手法，還加上艾草燜燒帶出來的熱傳入身體的穴位裡，達到促進循環的功效。砭是古時簡單的自救方法，也可以說是現在的民俗療法，像是推拿、按摩、整復、拍打、拍痧，都可納入所謂的砭裡。

經絡是中醫理論裡非常重要的一環，然而穴位刺激都只是點的刺激，引動電解質的反應。相較於拍打，「拍毒」是我比較認同的說法。拍毒是在疏通經絡裡所有淤滯的毒素，藉由拍的震動，帶出的肌肉反作用力、反彈力，將卡在纖維束裡的瘀，往上衝出，所以有刺痛感。

如同針灸的刺激反應，拍會啟動身體自癒的修復本能。拍的震動雖看似土法煉鋼，但是拍下的反作用力卻可將瘀帶出，而不致破壞肌肉纖維的組織。然而，拍的力道拿捏很重要，坊間傳授的拍打有時用力過了頭。過度使力，效果並不會更好，反而會破壞表皮上的組織。只要工具正確、力度適當，可以取代很多不必要的西醫侵入式手術治療。

拍毒工具最簡單的就是手，以前的拍打都是徒手居多，反手一甩如一鞭的拍法，常常是祖傳而來。但是手甩拍，不夠精

準，力量控制也不易。隨著科技進步，如今最好的材質是軟性的矽膠，可以兼具軟、沉的震動要求。

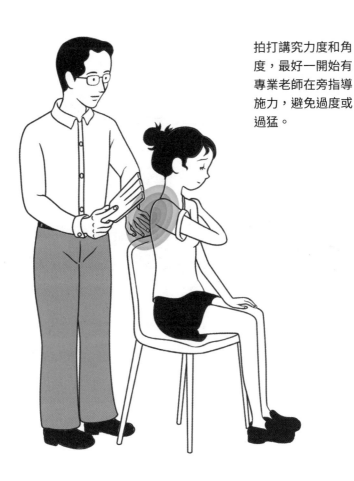

拍打講究力度和角度，最好一開始有專業老師在旁指導施力，避免過度或過猛。

12 經絡名稱

中醫經絡理論中有陰、陽經絡，陰在內陽在外。照到太陽光的位置是陽經所在區域，陰經位於手腿內側，身體前側。陰經為連通心臟（心包）、肝臟、脾臟、肺臟、腎臟的心經、心包經、肝經、脾經、肺經、腎經這六條經絡。臟為陰，五臟對應到六條陰經。

陽為陰之用，所以有陰就有陽的對應，陰經的強弱也表現在陽經的好壞。陽就是六腑，包括心與小腸經、肝與膽經、脾與胃經、肺與大腸經、腎與膀胱經、心包經相應於三焦經。

陽經的肌群大而厚實，提供循環動力的來源，膀胱經在身體後側的大肌群，包括背肌、臀肌、大腿肌、小腿肌，這些肌肉的收縮帶來腎氣的循環動力，組織液可以往上的循環，從腳底到內側到膀胱、腎、胸、頭部的電解質流通平衡。

陽經受損的徵兆是肌肉組織的痠、痛、麻；陰經堵塞受損相應則是器官的病居多。所以痠痛找陽經，但是理氣調理、祛病則要再多著重陰經絡的除瘀。

手足	陰陽	三陽三陰	12 經絡名稱
手	陰	太陰	肺經
		少陰	心經
		厥陰	心包經
	陽	陽明	大腸經
		太陽	小腸經
		少陽	三焦經
足	陰	太陰	脾經
		少陰	腎經
		厥陰	肝經
	陽	陽明	胃經
		太陽	膀胱經
		少陽	膽經

1

手太陰肺經

12經絡之首

乾咳、腕隧道症候群、五十肩、
駝背圓肩 看這裡！

案 例

四十五歲的工程師，工作需長時間打電腦，導
致手腕稍微轉動就會疼痛，或是在某種姿勢下
無法施力。看過醫師後，開始吃止痛藥、進行
復健，舒緩一陣子又再度復發……

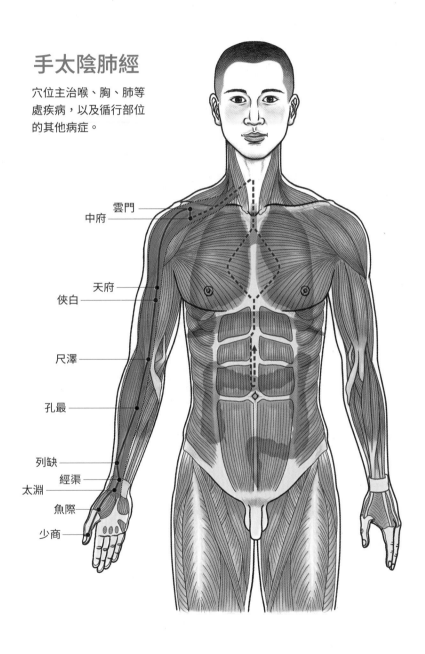

手太陰肺經

穴位主治喉、胸、肺等
處疾病，以及循行部位
的其他病症。

雲門
中府

天府
俠白

尺澤

孔最

列缺
經渠
太淵
魚際
少商

《黃帝內經》提到，肺為魄之處、氣之主。五行屬金；主氣，司呼吸；主宣發肅降；通調水道；助心朝百脈主治節；輔心調節氣血運行；肺上通喉嚨，在體合皮、其華在毛，開竅於鼻，其志為憂，在液為涕，肺與大腸相表裡。

從中醫的觀點來看，肺猶如宰相的角色，是統領百官、輔助君王（心）之官。除了呼吸的作用，還包含身體的感知器官皮膚，表皮組織會感應外在環境，從而決定身體要輸出的能量，維持人體恆溫，讓所有組織器官都可以在一定的溫度下運行。

肺經主氣，司呼吸。中醫理論的氣分為清氣、宗氣、衛氣，用現代的說法，清氣是主導呼吸的行動，將氧氣從空氣轉化到血液裡。當細胞內的粒線體產生能量的時候，氧氣扮演重要的角色，從氧氣的吸入到二氧化碳的呼出，肩負氣化入血、輔助血循的功能。宗氣來源為五穀運化之精微，對身體細胞來說就是養分，營養支撐生命的能量運作，化為水液溶於血水之中，隨著氣的推動運行養分。衛氣行於經絡裡的保衛之氣，是身體免疫系統的防衛保護作用，同樣化於水、行於血。中醫講究「氣」的推動是能量帶起的循環，但是我個人偏向氣應該是

指炁，因為只有炁才是真正地化於水、行於血，讓心起到君王之官的領導地位。

輔助水的循環，調整能量表現

肺可調通水道，皮膚會呼吸，呼吸的同時也會調節部分汗液、水液的功能。大腸也是消化的管道，同時也在回收身體的消化液、水液。大腸經、肺經分屬表裡起始之處，都跟宗氣養分的來源有關，也就是中焦的腸胃消化。

肺在五行中屬金，腎屬水。金生水的概念，代表肺可以輔助部分水的循環。所以肺經像是宰相般可以統整身體的宣發肅降，調整能量表現。氣的想像，在中醫理論裡可謂百家爭鳴，各種體會說法都有，也都各有道理。

肺經起於身體中部，先向下走，與大腸相連，繞轉後，經過橫隔膜及肺，與肺相接，經脈從腋下分出，向下走沿著手臂側，經過肘窩（肘部摺位），及至腕部，並走在腕動脈血管之上，從手拇指分出；另一支脈則從腕後分出，並於食指尖，與大腸經相接。

手太陰肺經的病候與肺功能有關。中醫認為肺主氣，負責調節全身的氣、管理呼吸活動。此外，肺也負責通調體內水道，所以當經脈發生病變會引致與肺有關的水液失調及呼吸問題，症狀包括胸悶脹滿、喘咳、呼吸困難等（腎經也會循行至肺）。

肺經問題也可能引致循經（筋脈）部位的肌肉疼痛，像是肩背及臂內側前緣痛等。常見的問題就是五十肩，尤其是前肩痛，此處的肩痛也會引起乾咳，所以乾咳和前肩痛是常見的肺經共病。

之前有些跑步的朋友、做農活的人，常在劇烈的活動後喝下冰涼飲料，這其實還滿傷身的。剛做完劇烈活動的身體，體溫非常高，以帶動整體的氧氣供給，產生足夠能量，如果這時喝下了冰涼飲料，身體經過這樣的冷萃過程，導致呼吸道急速收縮；在高速製造能量的同時，也分泌出很多自由基，這些自由基無法順利回到身體裡代謝掉，就留在呼吸道上，透過經絡的推行，轉化堆疊到前肩。這時就會出現三不五時的乾咳，以及前肩疼痛，慢慢地手也無法往後順利伸展。鎖骨下肺經的肌肉也可能會有緊縮的現象，日子一久，就會開始慢慢地駝背、圓肩，導致胸悶、呼吸困難等等問題。

藉由拍的能量震動，將中府、雲門的瘀痧慢慢帶出，這些問題就可以一一解開。

肺經、心經對手腕的影響最大

　　許多上班族、主婦都曾出現腕隧道症候群，這是正中神經在穿過腕部的腕隧道處受到壓迫的疾病，主要症狀為大拇指、食指、中指及無名指靠中指側發生疼痛、麻木感、刺痛感，典型症狀通常是漸進式的，而且好發於晚上。疼痛感可能延伸至手臂，影響抓握能力，長期下來大魚際肌（拇指根部肌肉）會萎縮。

　　腕關節的問題主要是，整條肌肉的彈性被下手臂的肌肉拉緊卡住，限制了手腕的活動範圍，也同時引發痠、麻、痛。風險因子包括肥胖、腕部重複動作。一旦痠麻痛的問題擴及到手指關節，就會引起關節炎的症狀。過多的瘀會引發免疫細胞的清除、攻擊行為，可能導致類風溼性關節炎。

　　我們手上的經絡有六條，心經和肺經是最容易對手腕產生影響的。肺經、大腸經堵塞容易造成虎口上面手腕部位疼痛的

狹窄性肌腱滑膜炎（媽媽手），沿著肺經向上小手臂及靠近肩膀的區域是肺經最常堵塞的地方，拍除了瘀，手腕的疼痛自會慢慢消去。

最近有學員說她的媽媽手已經痛很久，很難好。其實她的手腕痛點是靠近小指的手腕處，這是心經的經絡，這要更小心。因為心臟的問題容易變成大問題。有時心經堵塞的症狀會是小指和無名指會痠麻，記得多拍拍上下手臂的內側。平時健身後會痠麻，要去除陳年的瘀，讓心臟多些舒緩的空間。

前面提到的工程師，如果將下手臂肺經的肌肉組織好好地拍通，手腕活動範圍就可以擴大，關節就能自由地靈動。後來，他透過循經拍打除瘀，由下臂到上臂，每次大約半小時、療程共三次，好好地將瘀痧清除乾淨，循環改善後，手腕痛和乾咳都明顯改善。

另外，有些人手汗、腳汗異常得多，這是身體的代償機制。當腎循環無法好好運作時，有些排泄物如尿素，便會透過皮膚排泄而出，形成所謂手汗、腳汗。所以，手汗腳汗異常多的人真正要處理的經絡不是肺經，而是膀胱經和腎經。從臀部到大腿這一段的膀胱經，是身體最大的一段肌肉群，是體內循環的

重要通道，若再將腎經往上的通道打通，可以大幅提升整體循環能力，改善代償的機制，減少手汗、腳汗的發生。

2

手陽明大腸經

養陽、生津、通腑就靠它

腹痛、便秘、網球肘、牙痛 看這裡！

———————————— 案 例 ————————————

我的乾媽八十多歲了，在疫情最嚴峻的時候，
牙齒疼痛但也不敢就醫。有一天，她想起我上
課講過大腸經對牙齦的健康有很大的影響，就
拿起拍痧板輕輕地拍打大腸經的經絡，順利過
了這一關……

手陽明
大腸經

穴位主治頭面、五
官、咽喉病、熱病
及經脈循行部位的
其他病症。

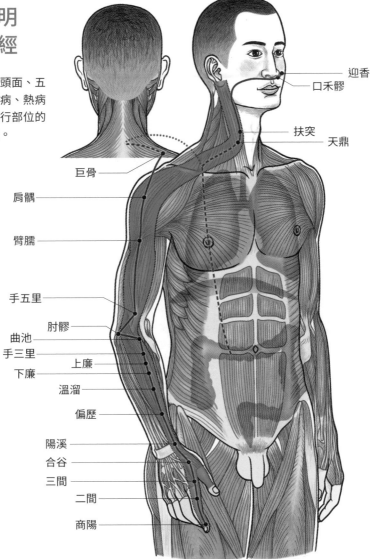

迎香
口禾髎
扶突
天鼎
巨骨
肩髃
臂臑
手五里
肘髎
曲池
手三里
上廉
下廉
溫溜
偏歷
陽溪
合谷
三間
二間
商陽

大腸經起於食指的尖部，循行於大拇指及食指之間，並沿著前臂側部及上臂外側前緣，直走至肩峰（肩部上方），在此，經脈分為兩條支脈，其一進入體內及肺，經過橫膈膜，與大腸相接。另一支脈在體外經頸及面頰，進入下齒及牙床部位，並繞過上唇，經過另一端及鼻側。

　　大腸經失調會引致與大腸功能有關的病症，例如腹痛、腸鳴、泄瀉、便秘等。此外，由於大腸經也經過口腔及鼻，因此牙痛、流清涕、流鼻血、循經部位的疼痛或熱腫等病症都可能顯示了大腸經出現問題。

　　常見的問題像是肱骨外上髁炎，俗稱網球肘，導致肱骨外髁突附近（肘關節外側）出現痠痛症狀，前臂伸肌肌腱在抓握東西（如網球拍）時收縮、緊張，過多使用這些肌肉會造成肌肉起點的肌腱變性、退化和撕裂。

　　除了網球，游泳、攀爬，彈吉他等反覆且過量的運動都可導致該病。肘關節創傷時，造成伸腕肌腱微小破裂及發炎，也可能發展為網球肘。一旦上手臂的瘀逐漸沿著肌纖維往下到達肘關節時，就容易引起發炎痠痛。透過拍打的震動，可以將這些瘀排除到真皮層底下，不再影響肌纖維的收縮伸展，自然不

會痠、麻、痛。

困擾許多中老年人的牙痛、牙齦痛，除了細菌感染外，有很大的問題是來自於牙床不健康，而牙床不健康的主因又跟循環有關。當肌肉組織無法將養分及免疫細胞運送到牙床時，就會導致牙齒鬆動或是牙周病。

大腸經沿著胸鎖乳突肌，上行到達牙齦組織。當這條肌肉被瘀卡住後，便會出現阻塞的現象，產生相對應的病痛。

當感覺牙齒鬆動時，最簡易的方式是稍微拍一下頸部的胸鎖乳突肌。這條肌肉是大腸經、小腸經等共同的肌群，用來運送電解質上行至顳顎關節。當瘀有好好地被清理掉時，你會發現牙齒不再鬆動了。

牙齦和牙床的骨頭組織包含很多膠原蛋白，這些膠原蛋白的運送靠的是經絡，一旦經絡不通，很容易造成牙床的骨密不良，牙齒出現鬆動。牙齒是上天給我們的最堅硬的咬食工具，不要隨便一痛就拔牙。一旦把牙拔了，是無法再生長回來的。

3

足陽明胃經

消化系統的主要循環機制

脹氣、消渴症、胃食道逆流、眼袋、
水腫、乳癌、肌少症 看這裡！

———————— 案 例 ————————

胃經從眼睛下方的承泣開始往下行，如果向下
的經絡系統出現堵塞，有可能出現嚴重的眼袋，
甚至國字臉的傾向。年過四十後，變化越來越
明顯，再嚴重一點的問題就是乳癌了……

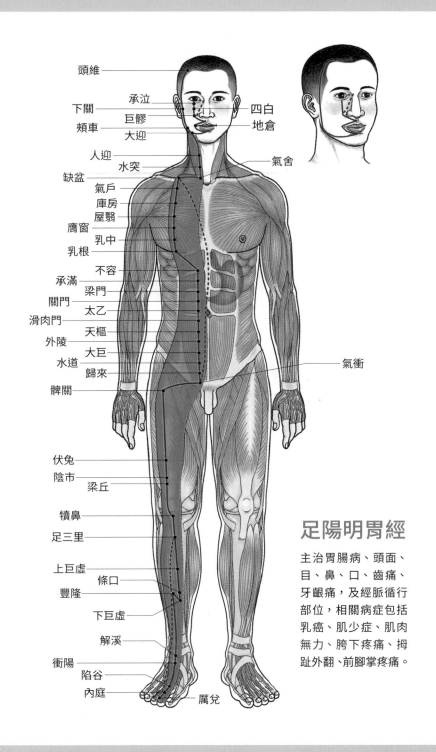

頭維

承泣
下關
頰車
巨髎
大迎

四白
地倉

人迎
水突

氣舍

缺盆
氣戶
庫房
屋翳
膺窗
乳中
乳根
不容
承滿
梁門
關門
太乙
滑肉門
天樞
外陵
大巨
水道
歸來
髀關

氣衝

伏兔
陰市
梁丘

犢鼻
足三里

上巨虛
條口
豐隆
下巨虛

解溪
衝陽
陷谷
內庭

厲兌

足陽明胃經

主治胃腸病、頭面、
目、鼻、口、齒痛、
牙齦痛，及經脈循行
部位，相關病症包括
乳癌、肌少症、肌肉
無力、胯下疼痛、拇
趾外翻、前腳掌疼痛。

胃經起於鼻側，也就是大腸經的盡頭，再經過眼內角，並從眼下部分出，一直往下走，進入上牙肉內，繞過唇及下顎，向下走至胃，與胃相接。在體外，經脈經過頸、胸、腹，及至股溝，再往下循行於大腿及小腿前部，直至腳面，及至足二趾尖的側部。另一支脈則從腳面分出，走至足大趾，與脾經相接。

胃經的病症包括胃痛、消穀善飢（又稱善食易飢，類似消渴症）、嘔吐及口渴等。循經部位的失調也可能顯示胃經的問題，例如腹脹、水腫、咽喉腫痛、胸膝部疼痛等，這些症狀均與胃或胃經的功能有關。

胃酸足夠，消化系統就會好

從現在的生命科學來看脾胃的話，著重的就是在胃酸的足夠與否。

胃酸濃度不足時，就容易產生脹氣的問題。當我們吃進去的蛋白質，無法有效地在胃酸提供的 pH 值為 2 的環境下，被胃蛋白酶分解成為小分子的蛋白質、胺基酸時，胃與小腸的連接開關，也就是幽門，就會處於閉鎖狀態。胃裡面的胃酸，也

就是鹽酸（氯化氫），提供很強的酸性環境，讓胃蛋白酶分解蛋白質，這是決定我們消化能力的最大關鍵。倘若鹽酸的濃度不足，分解能力便會下降，讓我們吃進胃中的蛋白質要經過很長的時間才能消化。一旦蛋白質無法順利消化，就會形成胃脹氣的現象。這時若繼續喝下湯湯水水，造成胃的滿溢，就是胃食道逆流。

胃壁的黏膜組織會分泌鹽酸，裡面的氯離子來源是我們吃進去的鹽，氯化鈉。一旦鹽分攝取不足時，電解質呈現不平衡，不只會影響到大腦，造成暈眩，也會影響消化系統。

很多年紀大的朋友身體經常不適，正是因為缺少鹽分。根據衛福部建議，成人每日鹽的攝取量為 6 公克，鹽是攸關身體健康的重要元素，我認為應該吃到 7 公克。事實上，許多人一天攝取的鹽分可能還不到 3 公克，長久下來，便會出現暈眩及消化吸收的問題。年紀越大，這些問題的影響越大。當經絡通暢無阻時，能運送體內電解液至胃壁黏膜組織，產生足夠的胃酸，消化系統自然就可以運行得很好，不大會有消化不良、營養吸收不良、肌肉萎縮退化的影響。

當胃出現消化問題的時候，可以將大腿到髖關節鼠蹊部位

的脾經與胃經好好拍打，一旦瘀痧拍除，腿部的循環能力就會改善，消化問題自然迎刃而解。一般胃藥都是鹼性的化學品，只是抑制了症狀，卻更加造成胃酸的不足，對於消化沒有幫助，無法真正解決脹氣、胃食道逆流。

要改善胃的毛病，最好、最快的方式，就是提升組織液的運送效率。脾胃經肌肉組織裡的瘀，是阻礙運送的關鍵，瘀消除了，問題自然會改善。

很多人都知道，胃壁的細胞組織大概一到兩個星期就會代謝更新一次，因此承載器官代謝得特別快，修復也是最快的。

胃、肝、脾、腎四經絡攸關乳房健康

我們知道，造成乳癌的原因有很多，像是壓力、飲食習慣、荷爾蒙失調，找不出原因時我們會歸咎於遺傳。乳房基本上都是脂肪組織，無法帶動淋巴液循環，所以許多自由基會在乳房的周圍堆積，形成瘀毒，一旦無法被有效地代謝，隨著時間會慢慢地累積，形成所謂的纖維囊腫，一旦細胞開始惡化、癌化，癌細胞就會吸取血液裡的葡萄糖迅速長大。

乳癌是可以預防的，除了生活的壓力外，當身體有瘀卡在經絡裡的時候，記得趕快清理。癌細胞的病變不是一朝一夕所致，而是經過了長期的失衡、累積出來的。當它還是小小的瘀時，利用拍打將之去除了，病變機會就會相對減少。

　　從經絡的醫理來看乳癌，會比內分泌醫學更容易理解。經過乳房的經絡除了胃經，還有肝、脾、腎三條經絡，現代人的文明病在壓力、長期熬夜、喝酒，這些都是導致肝、脾、腎經出問題的主要原因。

4

足太陰脾經

氣血生化之源

腹脹、疲倦、消化不良、下肢內側腫脹、
退化性關節炎　看這裡！

───────── 案 例 ─────────

有位來拍打的朋友，參加的社團多應酬也多，
過胖造成經絡堵塞的問題，年紀越大就越明
顯，心臟亂顫、心悸、甲狀腺亢進、眼凸而造
成重影，眼壓高、青光眼等等的問題都一個接
一個地發生……

足太陰脾經

穴位主治胃病、婦科、
前陰病及經脈循行部
位的其他病症。

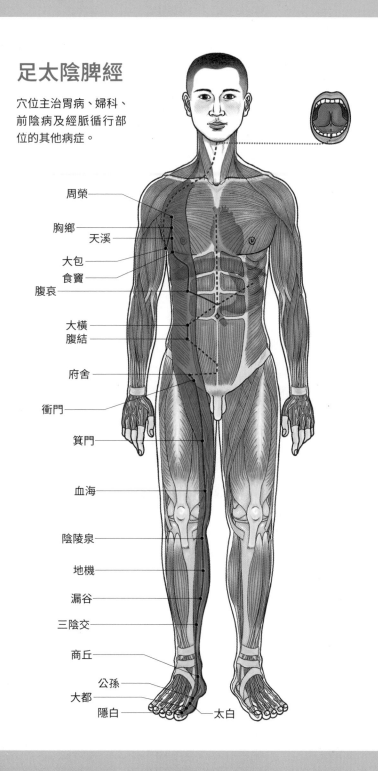

周榮
胸鄉
天溪
大包
食竇
腹哀
大橫
腹結
府舍
衝門
箕門
血海
陰陵泉
地機
漏谷
三陰交
商丘
公孫
大都
隱白
太白

脾經是陰、胃經是陽，陰陽互為協調、互為表裡。所謂「脾主運化」，運化一詞有運輸及轉化的意思。按中醫理論，脾是主要的消化器官，負責將食物轉化為用，以化為氣血的營養物質。當食物進入身體後，脾提取食物及飲液的營養物質，中醫稱為「水穀精微」。這些水穀精微會用以化生氣、血及津液，運行全身。當水穀精微化為腎烝中的水液，中醫稱為「運化水溼」，是身體的能量來源。

人體氣血的輸送帶

　　若脾主運化的功能健旺，那麼氣血生化之源便會十分充足；一旦脾的健康失調，消化能力便會受到影響，出現腹脹、腹痛，泄瀉，以及及四肢無力、疲倦等問題。

　　食物經轉化為水穀精微後，會上輸於心肺，通過心肺作用再轉化為氣血，送往全身，這便是中醫所謂「脾主升清」。而胃（與脾相應的腑）則主降濁，降濁是指胃將消化道內無用的物質往下輸送。升清與降濁，正是從中醫學的觀點指出了消化系統內的平衡。

脾不僅運化水穀精微以生化氣血，還有統攝血液在經脈中運行的作用，即所謂的「脾主統血」。倘若脾失去統血的功能，血會溢出原本的路徑，出現嘔血、便血、皮下出血、尿血、崩漏（月經過多）等症狀。

中醫認為，肌肉及四肢運動有賴脾的動力。當脾氣健運，身體氣血滋養充足，肌肉及四肢便健康強壯；若脾氣虛弱，則會出現肌肉瘦弱及四肢倦怠無力。此外，中醫亦認為口唇及口腔與脾的健康有著密切關係。若脾氣健運，則口味正常、能辨酸、苦、辛、甘、鹹五味，口唇亦紅潤光澤。若脾失健運，便會出現口中乏味、唇色淡白等症狀。

脾經起於足大趾，循行於腳內側，經過內踝，沿著小腿及大腿的內側直上，進入腹腔，與脾相聯繫。

在體外，經脈上行至胸部，直達喉嚨及舌根。在體內，經脈則從脾分出，上至心經。

脾經失調主要與運化功能失調有關。中醫認為脾主運化，為後天之本，對於維持消化功能及將食物化為氣血，有著重要的作用。當脾經出現問題，會出現腹脹、便秘、下痢、胃痛、脹氣、身重無力、消化不良的問題。此外，舌根強痛、下肢內

側腫脹等都代表脾經失調。

疏通脾經可強化免疫

　　脾是人類最大的淋巴器官。主要功能爲儲存免疫細胞、濾血，以及儲血。脾臟內有各類淋巴球，主要由 B 細胞（約占 60%）和 T 細胞組成，另外亦有少量 NK 細胞。當病原體入侵身體時，脾內的免疫細胞即會做出免疫反應。脾臟的濾血作用則主要由巨噬細胞執行。巨噬細胞可以清除血中的異物、抗原，以及衰老的紅血球。另外，脾內可以儲存少量的血液，大約 40 毫升。身體缺血時，脾臟被膜和小梁中的平滑肌可發生收縮，將其中的血液擠出。

　　在胚胎發育早期，脾臟亦有造血功能，當紅骨髓開始造血後，脾臟即逐漸喪失造血功能。成年後，脾內仍有少量造血幹細胞，當身體嚴重缺血或出現嚴重造血障礙時，脾可恢復造血功能。

　　脾經上行的肌肉組織從腳背到膝關節內側，循經引起的問題包括膝關節內側筋膜緊縮造成磨損退化的關節炎、髖關節前

側疼痛，一直到胸前的外側肌疼痛。

胸前的外側肌疼痛也會反應到脾臟的免疫記憶能力，導致免疫細胞的迅速調動能力下降，產生免疫力低下的問題。

免疫細胞是身體對抗癌細胞最有效的處理方式，是最自然的保護作用。一旦免疫低下，癌細胞就有機會不斷快速生長。

許多癌症初期，胸前的外側可能持續隱隱作痛，好好地將瘀痧排除是很好的預防補救措施。

5

手少陰心經

五臟六腑的君主之官

胸悶、心律不整、自律神經失調、健忘遲緩、
上臂內側痛 看這裡！

—————— 案 例 ——————

有位學員的媽媽，一餐要吃 13 顆藥，糖尿病、
高血壓、腎臟病等很多問題。因為手無法使力，
來找我拍打。果然心經、心包經被瘀塞滿堵住
……

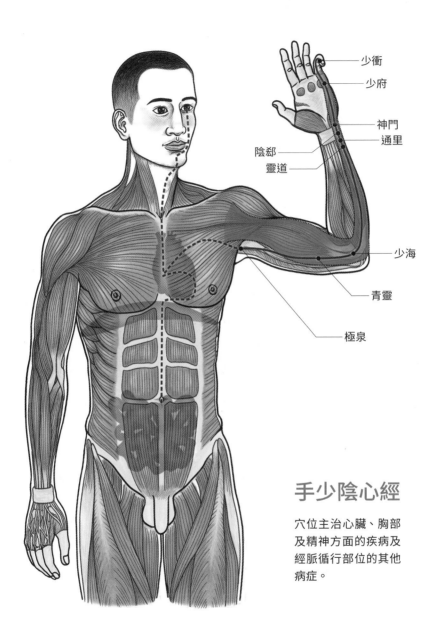

少衝
少府
神門
通里
陰郄
靈道
少海
青靈
極泉

手少陰心經

穴位主治心臟、胸部及精神方面的疾病及經脈循行部位的其他病症。

根據《黃帝內經》的說法，心為神之居、血之主、脈之宗。在五行屬火；主血脈；主神明；心開竅於舌，在體合脈，其華在面，在志為喜，在液為汗。心與小腸相表裡。

　　心主血脈，負責調節血的流動。當心搏動時，血液便會在血管中運行，並輸送至全身。

　　「心主神明」亦稱「心藏神」。廣義地說，「神」指整個人體的外在表現及精神狀態，可透過面色、眼神、言語、應答及反應等各方面的表現反映出來；狹義地說，「神」則集中指精神、意識及思維活動。心能主宰人體五臟六腑，並負責管理人體的精神活動。若「心主神明」的功能良好，則可見此人精神飽滿、思維清晰、聰明敏捷；但若心的功能失調，則會表現健忘、精神萎頓、思想反應遲緩等問題。心尕與神明相呼應，對應身體裡流通的電解質，因此大腦運作要好全靠電解質能否好好更新。

　　「心開竅於舌……其華在面」，按中醫理論，舌頭與面部可做為偵測心臟及血液健康狀況的「窗口」。所謂「開竅於舌」即與舌相連，並能從舌的表現觀察心的狀況。而所謂「其華在面」，意即心的光華能表現於臉部，透過觀察臉部的光采，便

可知道心的健康。例如，若心功能正常，則臉部紅潤有光澤，舌質淡紅而健康；若心血瘀阻，則面色青紫，舌質紫暗。

心經起於心，分為三條支脈。第一支脈走至小腸，第二支脈沿著喉嚨走至眼部，第三支脈從臂下分出，並沿著上臂、手肘及前臂，通過手腕及手掌內側，直至小手指尖內側，與小腸經相接。

心經失常將導致心區部位（心前區或胸脅部位）的疼痛。中醫認為，心主血脈，若失去充足的滋養，可能會出現咽乾、口渴的現象。此外，上臂內側痛及手心發熱等症狀都可能顯示心經的問題。

維繫身心的平衡

在中醫經絡理論裡，心、血及血管（稱為脈）會藉著共同作用而聯繫起來。心氣是指心臟搏動的動力，若心氣充足，有正常的心率及心律搏動，血液亦可於脈內運行全身，讓身體得到充足的血液滋潤，面色便會顯得紅潤有光澤，脈象和緩，均勻有力。反之，心氣不足，血液便不能在脈內維持有效的流動

及輸送，使得臉部缺乏健康的光澤，脈象細弱無力，舌色淡白等，甚至引發心跳、胸口不適、胸痛等症狀。

當精神需要集中時，面對壓力，心律的跳動呈現加速狀態。長時間的心律過快將導致心臟負荷過大，副交感神經無法作用，以至於難以放鬆休息，這也是所謂的心神不寧的狀態。心經的肌肉堵塞會造成心臟的過度負荷，心神不寧而無法入睡。想要安神入眠，心經與小腸經的肌肉群得要鬆開，讓連結背後的心俞、肺俞等副交感神經結可以鬆開，心跳和緩下來才能好好地入睡。

長時間的過度緊張會導致自律神經的失調，單靠吃藥很難得到該有的緩解。副交感神經節是位於後側胸椎的節律組織，負責產生電來放鬆心肺的緊張，中醫穴位為心俞、肺俞、胃俞、腸俞等。要想解開心跳加速的問題，得先處理電解質運送不及的問題，所以小腸經的天宗、秉風、曲垣穴周圍的肌肉組織得要先拍通才行。

心臟的跳動源自於竇房結的發電作用，竇房結有兩條肌肉是運送調節電解質產生電子，規律地發電，讓心房、心室的肌肉跳動，壓縮血液到動脈再到微血管和細胞裡。心經的肌肉通

達寶房結的組織，一旦肌肉運送電解質的能力下降，就會影響心跳品質。所以常見的胸悶、心室亂顫，或是心搏過速的問題，是可以藉由排除肌肉裡的瘀來恢復正常的機能與跳動。

心臟最大的敵人是糖、碳水化合物這類食物，長期的餵養，會讓細胞組織產生糖化的作用，心臟、血管都會出問題。喜歡吃美食、甜食的朋友，很容易有一種幸福的感受，這就是糖上癮的現象。除非真正了解什麼是糖上癮，以及它所帶來的危害，否則最後都是又胖又腫的糖尿病體質，下肢水腫、不斷有暗沉的斑塊形成。有時，要解決這個問題不難，全看你的決心夠不夠。

前面提到那位每餐要配 13 顆藥的媽媽，每次來拍打的時候，我便趁機教育她，如何將糖尿病的藥戒掉，以及實行斷醣的飲食。她的聽話程度遠遠超過我的期待，回家後先是停掉了大部分的藥，但因為血壓仍高，所以高血壓的藥還是持續吃。一個月後再見，狀況好很多，人精神了，少吃醣了，糖尿病的藥或許也可以不用再吃了。

6

手太陽小腸經

心經重要的輔助經絡

耳聾、顏面神經失調、三叉神經痛、
自律神經失調、睡眠障礙、恐慌症 看這裡！

案 例

一位台北的大姐來拍打，說自己已經好幾個星期覺得心情不好、頭發脹、精神不佳、感到沮喪，做什麼事都不起勁。經過拍打，她肩頸後側膀胱經的肌肉上真的有不少瘀，前頸側的小腸經也堵塞了，當然沒精神。

手太陽小腸經

主治頭、頸、耳、目、咽
喉病，以及熱病、精神病
等經脈循行部位的病症。

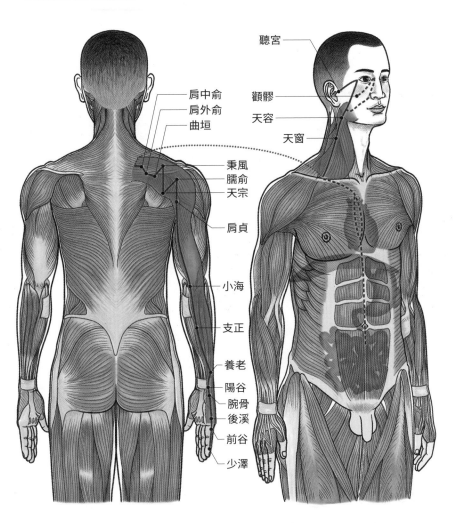

聽宮

肩中俞
肩外俞
曲垣

顴髎
天容
天窗

秉風
臑俞
天宗

肩貞

小海

支正

養老
陽谷
腕骨
後溪
前谷
少澤

小腸經起於小指之端，經過手掌、手腕，沿著前臂外後側上行，直至肩後及背脊骨最高點（也就是脖子的底部）。從此處分出一支脈進入體內，途經心及胃，直達小腸，與小腸相接。另一支脈則在體外循行於脖子及面頰之間，直達眼外角，再入耳。面頰部另有一個短的支脈進入眼內角，與膀胱經相連。

　　小腸經失調主要表現為循經部位的不適，例如面頰腫、咽喉腫痛、耳聾、目黃、顏面神經失調、三叉神經痛。肩及臂外側痛也是小腸經的問題。

　　從字面上看來，大家都會以為小腸經跟小腸大有關係，但小腸經有一大半的肌肉是跟心經共用，互為表裡。所以，這是一條很重要的心經輔助經絡。

　　小腸裡有許多益生菌，共生在人體的腸胃道，分解維生素、膳食纖維、回收膽汁等。小腸經從手部貫通到臉部，負責運送電解質。如果這條經絡不通，容易會有三叉神經痛或是顏面神經失調的狀況。側頸的胸鎖乳突肌是小腸經通往頭部的管道，如果瘀多了，電解質的運行效果就會受限，甚至造成錯誤的電的訊號，也就是痛的訊號。好好清理，搭配運動，多吃點鹽補充電解質，才是根本的方法。我看過患者因為痛，先拔了

神經，再開腦部手術，醫院說手術是成功的，但是她的痛卻沒有解除，還得一天吃 4 顆抗癲癇的藥才能正常生活。

小腸經有時也會影響睡眠和自律神經的放鬆。小腸經的天宗、秉風、曲垣穴周圍的肌肉組織，以及三焦經的肌肉，在肩胛骨的周圍幾乎都是共用，肩膀後側的肌肉如果發炎，會影響頭部的循環、影響睡眠，同時也會影響膏肓附近的副交感神經節，造成自律神經失調，無法放鬆，感到焦慮、恐慌。當小腸經發炎的肌肉組織逐漸擴大到手臂，會進一步影響心臟。

所以有時候生病就像連鎖反應，一個接一個看似不同的症狀，但其實都是來自同一個經絡的問題。

7

足太陽膀胱經
人體最長的一條經絡

富貴包、水牛肩、頭痛、肩背痠痛、
坐骨神經痛、脊椎側彎 看這裡！

──────── **案例** ────────

有位學生體重一度破百，高血壓、糖尿病纏身。
長年的駝背、圓背，可以靠滾筒滾背來改善。
過去百公斤的大肚子，導致脊椎骨節前傾鈣化，
現在已經變成膀胱經絡的問題……

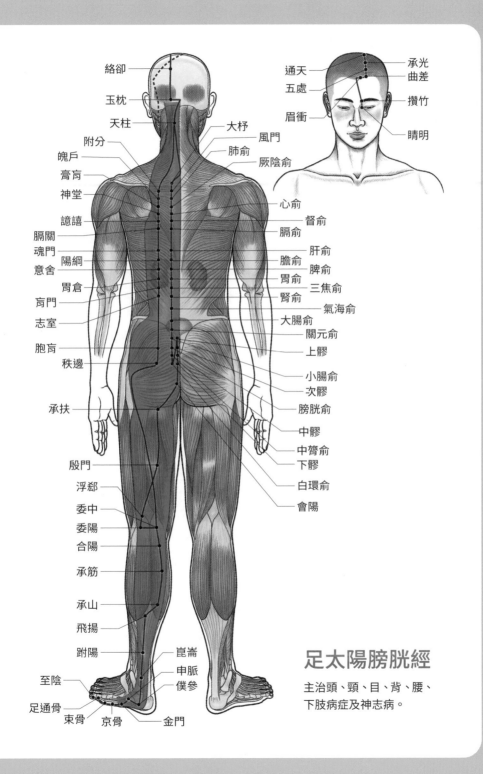

絡卻
玉枕
天柱
大杼
風門
肺俞
厥陰俞
附分
魄戶
膏肓
神堂
譩譆
膈關
魂門
陽綱
意舍
胃倉
肓門
志室
胞肓
秩邊
承扶
殷門
浮郄
委中
委陽
合陽
承筋
承山
飛揚
跗陽
崑崙
申脈
僕參
至陰
足通骨
束骨
京骨
金門

心俞
督俞
膈俞
肝俞
膽俞
脾俞
胃俞
三焦俞
腎俞
氣海俞
大腸俞
關元俞
上髎
小腸俞
次髎
膀胱俞
中髎
中膂俞
下髎
白環俞
會陽

通天
五處
眉衝
承光
曲差
攢竹
睛明

足太陽膀胱經

主治頭、頸、目、背、腰、
下肢病症及神志病。

膀胱經是人體最長的一條經絡，起於眼內角，橫過前額，直達頭頂，另有支脈聯繫腦部。主經脈沿後腦向下走，分為兩支脈，一支脈從後頸的底部，直向下走，平行於脊椎，達至臀部後進入體內，與膀胱聯繫。另一條支脈則橫過肩背後部，在較外部向下循行，與內支脈相鄰及平衡，直達臀部。兩條支脈分別沿著不同路徑行於大腿後部，於膝後匯合，再繼續向下沿著小腿背部行走，繞過外踝，循行於腳部外側，直達足尾趾尖側端，與腎經相接。

　　膀胱經失調可造成膀胱功能的問題，也與某些表徵有關。由於膀胱經主表，外邪浸襲體表時，膀胱經是首先受襲的經絡，引致小便不通、遺尿、目痛、鼻塞多涕等徵狀。此外，頭痛、頸痛、背痛、腰痛、臀部痛等，也代表膀胱經出了問題。

　　膀胱經為腎循環的動力，當後背腰、臀、腿的肌肉組織在延展收縮時，能提供膀胱足夠的動力，以完成腎循環。所以維持後背肌肉組織的完善，是保健很重要的一部分。當後背膀胱經出現堵塞，會導致大腦組織液無法快速回流，頭會脹痛。典型徵兆就是富貴包、水牛肩。

　　膀胱經往下繼續堵就開始肩背痠痛，像是我們經常聽到的

頸椎骨刺、椎間盤滑脫、骨刺壓迫神經、坐骨神經痛，更嚴重就可能是僵直性脊椎炎。這些看似骨頭的問題，但全都不是骨頭本身造成的。真正原因就是膀胱經的異常堵塞僵硬，造成筋縮，身體的柔軟度不見了，因而發炎、鈣化、骨化。所以重點要先把肌肉組織發炎的問題去除，但絕不是靠吃消炎藥。膀胱經的肌肉組織大，瘀能卡的部分就多，卡住的肌肉越多就會越僵硬。瘀排除後，肌肉自然鬆軟，彈性便會恢復。

護脊椎、解腰痠、消水腫

由於膀胱經在脊椎兩側，如果單側肌肉出現淤塞後會痛，另一側的肌肉便會代償，使得代償邊的肌肉過度發展，先淤塞的單邊肌肉卻逐漸萎縮，形成脊椎側彎。所以，要先恢復脊椎兩側肌肉的平衡發展，才能根本解決脊椎側彎的問題。

脊椎側彎的復健方式都是用拉的，但拉這個行為無法改變肌肉組織的紋理。當肌肉的瘀存在、卡在肌肉裡面時，肌肉自然就會僵化。在伸展幅度不夠大的情況下，肌肉組織會往橫向發展。一般脊椎側彎的人都會有斜對稱的現象，這個斜對稱正

是因為背部肌肉需要一個平衡的使力機制，因而發展出來的肌肉，呈現出左上右下或右上左下的不平衡肌群。如果只是小角度的側彎，將肌肉拍瘀後，鬆弛開來就能很快恢復正常，若是幾十年的側彎就需要更多的努力，因為肌肉的僵化已經影響到骨骼，使得骨骼會有側向的骨化、鈣化。一旦肌肉恢復平衡，副甲狀腺的蝕骨素會來分解這些鈣化骨化的關節組織。所以好好拍，加上運動拉筋，至少可以達到不再惡化的程度。

困擾許多人的腰痠，問題出在臀部上的瘀。一般會腰痠的人，大概都有臀後兩側過厚、過硬的問題，呈現出所謂的梨形腫，這也是瘀所堆積造成的。梨形腫經常發生在女性朋友身上，女生本身除了脂肪比例較高，通常也不喜歡運動，卻喜歡吃美食、甜食，造成糖化反應。一旦肌肉組織產生糖化反應，肌肉一定會變硬、缺乏彈性，更容易往橫向發展，慢慢地就形成梨形腫的身材，無論再怎麼減肥都難以消除。

臀部肌肉是腎循環最主要的動力來源，但也因為肌肉很厚，裡面可以隱藏的瘀痧就更多。這些瘀痧會成為循環的阻礙，影響腰部的組織代謝。當這些瘀痧被拍出來後，身體的循環就可以自我運作，不需要常常找人按摩，疏通筋骨。

膀胱經的肌肉過度強硬，也會造成生長期骨骼的延伸受限，導致長不高。

　　我們在看待腎循環相關的膀胱經與腎經時，膀胱經為陽，陽經不良所造成的問題，多會先反應在痠痛上，時間一久，就會慢慢地影響到腎經（陰）的表現，反應出來就會是慢性病的生成。

8

足少陰腎經

人體電解質調控中心

小腹婆、不孕、內分泌失調、暈眩、
泌尿系統問題 看這裡！

──────────── 案 例 ────────────

葉小姐一直想懷孕，但本身有巧克力囊腫，加
上 AHM（卵巢庫存量）指數過低，經期不穩
定，連醫生都說拚試管寶寶的機率不高。為了
拚一個寶寶，她很認真上課，將腎經、膀胱經
的瘀都慢慢清除，半年後終於懷孕成功……

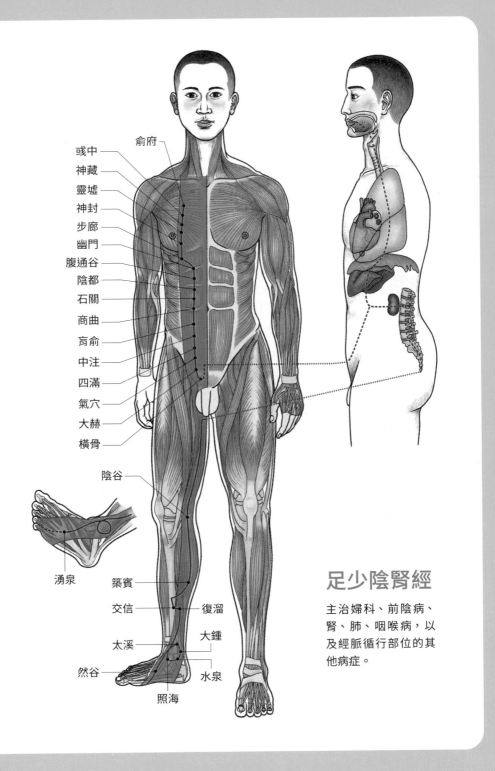

俞府
彧中
神藏
靈墟
神封
步廊
幽門
腹通谷
陰都
石關
商曲
肓俞
中注
四滿
氣穴
大赫
橫骨

陰谷

湧泉

築賓
交信
太溪
然谷
照海

復溜
大鍾
水泉

足少陰腎經

主治婦科、前陰病、腎、肺、咽喉病，以及經脈循行部位的其他病症。

在地球的生態系統裡，水是最重要的，有水的地方自然就有生命。從孕育、生長到代謝，只要水可以正常地運作，生命的系統就會自然而然地運轉。

中醫理論的腎不只是西方醫學所說的腎臟，也是我們身體的電解質管理運作系統。

腎為先天之本

當我們的生命從母體開始孕育時，新生命是否可以脫離母胎，腎功能完備與否是主要的考量之一，所以腎為先天之本。脫離母胎之後，脾胃功能給的後天的養分才讓腎循環的功能再逐漸擴大。

人體裡面有70%是水構成的，但是這些透明的水不單單只是純水，而是電解質，也就是炁。炁裡面有水、維生素、礦物質，都是身體必要的元素，鹽裡面的氯離子、鈉離子更是炁裡所不可或缺的重要成分。

腎是人體主要的化學工廠，吃進去的任何營養，必須需過腎的合成才能成為身體合用的元素。

淋巴液是身體最接近㶸的狀態，當中有重要的氧化還原訊號分子，用來召喚免疫細胞，防衛身體對抗外來的病毒。還原訊號分子讓身體知道何處有過多的氧化物，還需要提供多少的天然還原物質給細胞。

腎經起始於足小趾的下方，斜向足心及足弓，繞過內踝，沿著小腿及大腿的最內側，上行至脊骨的最底部，進入體內，與腎聯繫。出於盆骨，沿著腹部上行至胸上方（內鎖骨處）。另一支脈則在體內從腎上行至肝、橫膈膜、肺、喉嚨直至舌根部。此外，另一小支脈從肺部分出，與心及心包相連接。

精氣神飽滿的關鍵

腎經的病候包括咳嗽、氣喘等與腎主納氣的功能有關。腎為水火之臟，如缺乏腎的溫煦和滋養，便會出現水腫、便秘、腹瀉等症狀。此外，循經部位如腰部及喉嚨的疼痛，都代表腎經的問題。

如果腎循環不好，精與卵的功能都無法正常分泌。臀部的八髎穴區域是掌握我們生育能力主要的部位，這裡是膀胱經跟

腎經從內到外交會一起的區域，腰、臀會痠代表腎循環已經出大問題，不易懷孕。

腎循環主導腎氣、經氣、電解液的循環。從足底湧泉出發往上經膝關節內側上行至生殖部位，往後帶入脊椎尾端，此處正是造血細胞和免疫細胞生成的主要地區。往上帶入腎臟，入肝臟，所以水生木，腎氣足，以養護肝氣。再往上進入肺部，潤肺化痰、生津潤喉，化解鼻咽喉裡卡住的黏液痰膿等。身體裡的水液不足時，往往會造成肺及咽喉裡發炎的現象。

發炎現象反應的是腎氣循環不良，該解決的是如何提供足夠的電解液，改善身體代謝不良的問題，而非處理發炎現象。

當身體的水上行充足後，肺裡的痰、鼻子裡的膿液，很快就可以被沖淡，排出體外。一個咳嗽或是一個噴嚏，就能很自然地將這些發炎打仗後的副產物排除體外。

腎臟的主要功能包括調節電解質（氧化還原訊號分子）、調節血量和血壓、調節血液酸鹼、分泌荷爾蒙及內分泌液、排泄代謝物（尿）。單是這五項功能就足以顯示腎有多麼地重要。電解質是身體所有液體的基準物質，當基準無法形成，就一定生病，像是大腦會暈眩、心臟會無力跳動、淋巴液缺乏、免疫

低下等。

　　跟腎循環異常有關的疾病，不勝枚舉。

影響代謝物質的傳輸

　　我們經常聽到腎炁、精炁，其中的炁，指的就是體內的組織液、電解質。這些物質的通道，正是由膀胱經跟腎經所建構出來的肌肉組織。一旦通道出現瘀堵塞的狀況，就會影響身體的代謝。

　　前面提過，循環代謝的作用是在更新身體的組織，所以循環越慢，身體的修復能力也就越弱、修復時間越久，身體也就容易產生更多的問題。

　　腎循環不良，從頭、背、腰、臂、腿，到內分泌、荷爾蒙、電的傳輸，都會被影響。

　　常見的共病有：

　　內分泌失調：女性荷爾蒙不足、早發性更年期、胰島素失調、甲狀腺失調、免疫功能低下（胸腺）。

　　泌尿系統：婦科、前陰病、攝護腺發炎（癌）。

生殖問題：不孕、卵巢囊腫。

鼻咽喉疾病：久咳不癒、咽喉病及鼻竇炎、鼻咽癌、哮喘、口熱舌乾。

腎臟病：尿酸過高、痛風、高血壓。

其他：白血病、地中海貧血、足下熱痛、腰痠背痛、僵直性脊椎炎、骨質疏鬆等。

主要內分泌腺

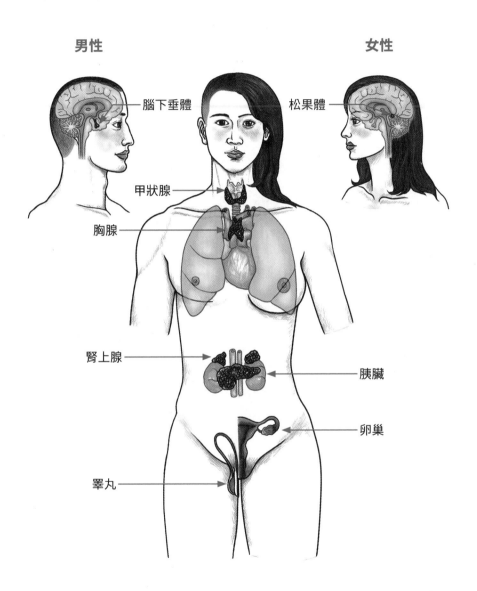

男性　　　　　　　　　　　　　　　　　　　女性

腦下垂體

松果體

甲狀腺

胸腺

腎上腺

胰臟

卵巢

睪丸

9

手厥陰心包經

掌控心血功能及神志

心悸、胸悶、精神狀態、肩頸痠麻 看這裡！

———————— 案 例 ————————

張媽媽近來早晨起床後經常感到手臂痠麻、手指冰冷。醫生說，這是頸椎壓迫造成神經的問題，需要開刀治療。其實大部分人的痠麻是因為肌肉太過硬化、僵硬所致，可以先拍打心包經試試……。

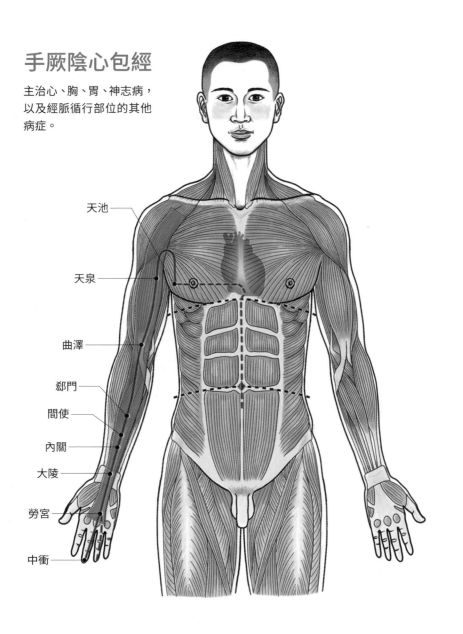

手厥陰心包經

主治心、胸、胃、神志病，
以及經脈循行部位的其他
病症。

天池

天泉

曲澤

郄門

間使

內關

大陵

勞宮

中衝

心包經起於胸脅部，出於心包，向下通過橫膈膜，與三焦聯繫。其中胸部支脈，沿著胸中，出於脅部，向上走至腋窩中，並沿上臂內側，向下行於肺經與心經之間，經過肘窩後，一直沿著前臂、手掌直達中指指端。另一小支脈則由掌中分出，於無名指指端與三焦經相接。

　　心包經的問題與心血功能的不平衡有關，症狀包括心前區疼痛、胸滿悶感、心悸等。中醫認為「心藏神」，因此心包經的健康也攸關精神狀態。

　　心包是心臟的外膜組織，將心臟完整地包覆起來，裡面飽含電解液。心包經正如心臟的護衛系統，隨侍君側，保護心臟的功能可以充分發揮。心臟旁有個稱為竇房結的組織，會產生規律的電刺激訊號，使心臟能夠規律跳動。竇房結有兩條肌肉是在運送電解質鈉離子，一進一出，把新鮮的電解質送進去產生電，再把用過的電解質送回心包膜，做電解質的更新交替。如果電解質無法充分地被送到心包裡，就會造成心搏過速、心悸，甚至心臟瓣膜組織出現問題，也就是所謂的閉鎖不全。

　　當心包經出現問題，比如沿途循經的經絡上，肌肉組織出現堵塞，造成過度的緊迫現象，在前肩、小手臂上壓迫到神經，

就會出現痠、麻的現象。經常有人因為這樣的痠、麻問題，到醫院看診，醫師給出的診斷通常是頸椎壓迫造成神經的問題，建議開刀治療。

然而這其實是過度放大問題了。多數人的痠麻是因為肌肉太過僵硬所致，當肩膀及手部肌肉感到僵硬時，應該先用拍的方式來處理，把瘀排除掉，看看是否可以解開痠麻的問題。八成的痠、麻應該都是肌肉造成的。

如果是頸部的壓迫，通常也跟肌肉有關，只有肌肉會讓頸椎過度地受到擠壓，要處理的應該是我們往上肩頸的肌肉，但那條經絡是膽經跟三焦經。

心包經堵塞造成的痠麻現象，會沿著手臂內側延伸到中指跟無名指，主要會在清晨發生，因為肌肉太久沒動，電解質無法運送到手指所造成的。

10

手少陽三焦經

影響安眠的重要經絡

腹脹、水腫、小便不利、耳鳴、
五十肩、睡眠障礙 看這裡！

---案 例---

育有兩個過動兒小孩、家住台中的李小姐，深
受耳鳴之苦已經兩年，下課後特別來找我幫
忙。三焦經也是身體裡最會藏情緒的經絡，從
手到肩到耳到腦，若要解開耳鳴，一定要將瘀
從耳後的三焦解放出來……

手少陽三焦經

穴位主治顳頜關節內錯位、
眼、耳、神志病、失眠、
睡眠障礙，以及經脈循行
部位的其他病症。

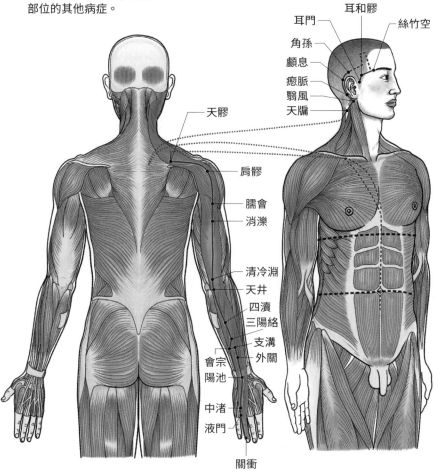

耳和髎
耳門
角孫
顱息
瘈脈
翳風
天牖
絲竹空

天髎

肩髎
臑會
消濼

清冷淵
天井
四瀆
三陽絡
支溝
會宗
外關
陽池

中渚
液門

關衝

三焦經起於無名指尖外端，向上沿手背循行，經過腕部、手臂及肩膀處，於肩膀處分為兩支脈。其一支脈進入體內胸部，經過心包橫膈膜，聯繫上焦、中焦及下焦。另一支脈則向上循行於頸側，繞過耳部及面部，最後達於眼眉外側，與膽經相接。

三焦經的病候包括腹脹、水腫、遺尿、小便不利、耳聾、耳鳴等。此外，也會出現循經部位的疼痛，例如咽喉、眼、頰、耳後、肩臂肘部外側疼痛等情形。

三焦經阻塞最常見的問題是五十肩，以及無法進入深層睡眠的失眠問題。在肩後側有瘀，會引起疼痛，使得肩膀無法用力上提。無法好好睡得安穩，又加劇了三焦堵塞。當大腦進入深層睡眠時，會有重要的電解質沖刷機制，用來更新大腦的電解質，但若三焦經的肌肉瘀多堵塞時，電解質就會無法穩定地湧上腦部，睡眠就因此中斷，很容易醒、淺眠，無法再次入眠安睡，或者因為肩後有瘀在，睡眠時很容易痛醒而中斷睡眠。

所以三焦經是影響安眠的重要經絡，如果相關肌群都是健康的，大腦電解質的更替便能順利進行。深層睡眠會幫助大腦的修復，當大腦無法順利進行電解質的更新時，記憶功能會衰

退，神經元也容易產生錯誤訊號，出現幻覺幻聽，大腦跟著就會有暈、眩的症狀。所以肩頸僵硬，不只是肌肉的問題，後續還可能帶來很多功能性的異常。相對地，許多功能性器官異常都一定會伴隨組織的僵化、淤堵。

三焦經的經絡走向是從肩膀到頸部到耳朵，沿著耳後轉了半圈再連到眼睛。這條經絡沿途的肌肉群，晚上睡覺放鬆時，將電解質送到大腦；白天則是將電解質送到耳朵半規管裡面的毛細胞，耳膜裡產生電的行為，就是我們的聽覺。所以，正常的電解質運輸可以確保耳朵裡的纖毛細胞有足夠產生電的能力，耳朵藉由震動將聽到的聲音轉化為大腦接受的訊號，這就是聽力。

一旦這條經絡堵塞，將會有聽力受損或是耳鳴的現象。

耳鳴是一種雜訊，是耳朵纖毛細胞產生的錯誤訊號。如果我們可以將電解質運送管道疏通開來，讓纖毛細胞接受足夠的電解質，耳鳴的問題就可以被導正。身體裡面最難解的就是電的問題，好好理解身體的功能，恢復肌肉的目的背後是為了要運送電解質，以維持身體的正常運行，這樣身體是很不容易出問題的。

11

足少陽膽經

代謝力的關鍵

肩頸僵硬、睡眠障礙、頭痛、聽損、飛蚊症 看這裡！

案 例

有位年近五十的女性朋友說，忽然開始出現頭
暈，懷疑是否更年期要來了。碰面當天，剛好
她又頭暈不舒服，於是我幫她把肩膀兩側的膽
經瘀塞都拍除，後來她說已經兩個星期沒再頭
暈了⋯⋯

足少陽膽經

穴位主治顳位、眼、
耳、神志病、熱病，
以及經脈循行部位的
其他病症。

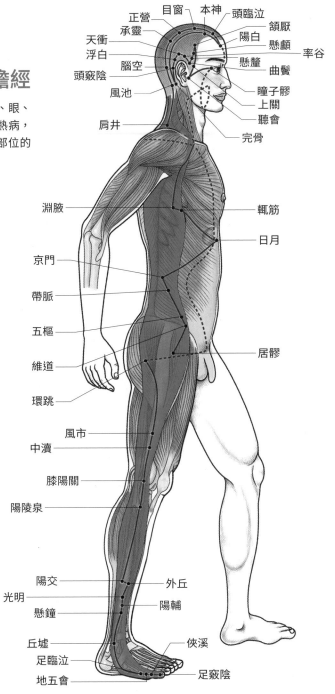

正營　目窗　本神　頭臨泣
承靈　　　　　　　頷厭
天衝　　　　　　陽白　懸顱
浮白　　　　　　　懸釐　率谷
頭竅陰　腦空　　　懸釐　曲鬢
風池　　　　　　　瞳子髎
　　　　　　　　　上關
肩井　　　　　　　聽會
　　　　　　　　完骨

淵腋　　　　　　　輒筋
　　　　　　　　　日月
京門
帶脈
五樞
維道
環跳　　　　　　　居髎

風市
中瀆
膝陽關
陽陵泉

陽交　　　　　　　外丘
光明
懸鐘　　　　　　　陽輔

丘墟　　　　　　　俠溪
足臨泣
地五會　　　　　　足竅陰

膽經起於眼外角，主要分為兩條路線。其中一條支脈在體外行走，前後交錯地循行於頭部兩側，繞過耳後方，行至肩部上方，再沿著胸腹的側部，一直循行至骨盆旁。另一支脈則進入面頰內，並在體內向下行，通過頸項及胸部，直達於膽，然後經脈繼續向下走，出於小腹，與其他支脈連繫。骨盆支脈則繼續向下走，循著大腿及小腿側部，再沿著腳面，直達足四趾尖。另一小支脈則離開本經，行至足大趾與肝經連繫。

肝與膽的關係非常密切，因此膽經的失調可引致口苦、暈眩、頭痛、外眼角痛，以及循經部位如腋下、胸脅、臀部、下肢外側的疼痛等。

三焦經的經絡終點是眼睛，膽經的起點也是從眼尾開始。肝與膽經互為表裡，影響的都是肝臟的表現、肝的功能。肝開竅於目，眼睛的功能是否健全，跟肝的循環息息相關。膽經淤堵後第一問題便是無法明目，再來是容易頭痛、偏頭痛，也會影響耳朵功能，更進一步就是側頸偏後會有肌肉僵硬、頸部疼痛或是頸椎壓迫長骨刺。這些肌肉僵化影響到骨骼的問題，都應該先從釋放肌肉裡面的瘀開始。

經常遇到長了骨刺的學生，問我是否需要開刀。我的答

案都是，先來解決肌肉的問題，頸椎的壓迫就會得到該有的紓解，慢慢多出來的骨刺，身體會經由蝕骨素的分泌進行代謝分解。這件事做到了，再來評估是否需要動手術。事實上，頸椎的手術往往會使肩頸的肌肉更加僵硬，而且骨骼放入墊片或是融合手術，也會導致關節的活動能力喪失。痛是暫時解決了，但是原來關節的活動能力卻不見了，這樣對嗎？

經絡在意的是肌、筋、膜的處置方式，理論告訴我們位置走向，拍毒是手法，是最微創的不侵入手術。去了瘀、放鬆了筋，才可以鬆開關節，還原骨頭錯位。不要以為拍毒可怕，動刀的手術難道不可怕嗎？刀傷需要復原，手術的傷也需要，別說你不知道啊！

提升肝功能、養護髖關節

膽經往下走到側脅，毒素堵塞容易在腋下部位發生，導致腋下的淵液穴、輒筋穴疼痛，長疹子。我曾經罹患肝炎，最嚴重的時候，腋下的瘀腫真是難消，又癢又痛。這也是我第一次接觸拍打的神奇體驗。拍毒時真的很痛，但又帶有舒暢的感

覺，停不了手，當痛慢慢過去，出現黑的一片，但是疹子不見了，痛也不見了。

拍毒的功效有時很難跟擅長針灸療法的中醫師說明，他們認為這只是洩的方式，越拍會越虛。這完全跟他們的認知想像不同。拍出痧是暢通管道、疏通水道的概念，跟針灸裡井、榮、經、合、輸的取穴概念不同。當你看到血瘀以為那是洩時，其實是通、是補，是營與衛的起始點。

台灣有不少年長者曾經進行髖關節置換手術。一開始髖關節感到緊緊的，慢慢地走路會痛，跨不了步，也上不了樓，行動不順暢。一旦不小心跌倒，髖骨骨折，再來只能做手術置換髖關節，要是復健不成功，就只好一直坐輪椅，開始十年的失能餘命。

髖關節會緊跟膽經的肌群或是肌腱卡到瘀，幾乎是百分之百的關聯。將側面肌群裡的瘀痧清理出來，肌肉組織的彈性就會恢復，很快就會發現行動靈活不卡卡。髖關節的問題要及早保養，不要等到痛了才到醫院接受治療，因為最常獲得的答案便是開刀換關節。

膽經堵塞最常見的影響就是肩頸僵硬，很容易造成睡眠

障礙。這情形跟三焦經堵塞非常類似。膽經和三焦經都經過後頸，然後循行到耳朵、眼睛，接著直通大腦。常常肩頸僵硬就會造成頭部循環不良，甚至是聽力受損、眼睛功能受損，出現像是視網膜剝離、飛蚊症等等情況。肩膀的肩井穴附近是最常堵塞的經絡區域之一，沒有清理過的人隨便拍一拍，都會有大顆的瘀出現，是最容易上手的拍打手法，也是最容易看到效果的。拍完之後，肩頸會覺得非常輕鬆，容易進入深層睡眠。

12

足厥陰肝經

淨化人體與排毒

肝功能不佳、眼疾、落髮、情緒障礙 看這裡！

───────────── 案 例 ─────────────

在科技業擔任業務主管的五十五歲男性，經常
熬夜、應酬又多，近來落髮嚴重，經常感到胃
脹、腰痛，眼睛總是霧茫茫，沒由來地感到煩
躁易怒⋯⋯這很明顯是肝經堵塞的結果，除了
把瘀拍出來外，飲食跟作息也都需要好好做個
調整了。

足厥陰肝經

穴位主治肝病、婦科、
前陰病，以及經脈循
行部位的其他病症。

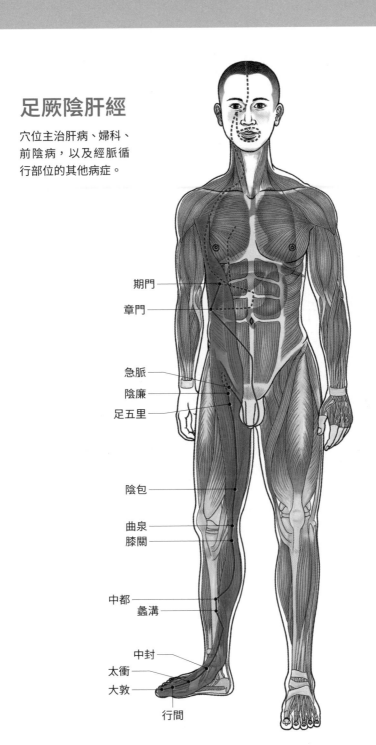

期門

章門

急脈

陰廉

足五里

陰包

曲泉

膝關

中都

蠡溝

中封

太衝

大敦

行間

肝經起於足大趾的上部，沿著腳的上部，經過內踝，向上循行於下腿及大腿的內側，直至臀部內側。接著繞過陰部，進入小腹，在腹部向上走，在胸脅部與肝及膽連接。經絡繼續上行，並沿著喉嚨與眼部連繫，後出於前額，直達頭頂。其中一個支脈從眼部向內走，下行至面頰部，在唇的內部環繞行走。另一支脈則從肝開始，通過橫膈膜，向上流注於肺，最後與肺經相接，完成 12 經脈的循環。

　　肝經的病候包括腰痛、胸滿、呃逆（打嗝）、遺尿、小便不利、疝氣、小腹腫等。

　　依照西方生理學觀點，肝臟負責許多重要功能，例如製造及排泄膽汁，以助脂肪的分解及消化。此外，肝亦負責排解血液中的毒素。然而，從中醫理論觀點看，肝的功能卻不同。中醫認為，肝控制中樞神經系統，並負責自律神經系統及循環系統的工作。此外，它亦與視覺功能有關。

　　肝為魂之處，血之藏，筋之宗。在五行屬木，主升主動。主疏泄，主藏血；開竅於目，在體合筋，其華在爪，在志為怒，在液為淚，與膽相表裡。肝主疏通及宣泄，有著疏泄全身氣、血、津液的作用，以確保其運行暢達。肝的疏泄作用可表現為

以下三方面的功能：

一、調暢氣機：氣機是指氣的升降出入的運行。透過肝的疏泄功能，肝維持了全身氣機，也就是氣的運行流暢。事實上，人體臟腑及經絡等活動健康，完全仰賴氣的流暢，也就是肝的調暢功能。一旦肝的功能失調，則氣機受阻，從而引致身體機能失調。肝臟是人體負責解毒的器官，一旦肝臟的紓解能力不足，身體其他器官產生的自由基或是毒素就無法順利排解，當然會影響其他器官組織的運行。所以俗話常說，肝是健康的，人生才是彩色的，可見肝臟對於健康的影響有多麼重大。

二、調暢情志：怒傷肝，透過肝的疏泄功能，肝調和了情緒。中醫認為，情緒健康有賴氣血和暢，藉著肝的疏泄，氣機流暢，則可保持良好的心理狀態，心情舒暢。若肝漸漸失去了疏泄能力，肝氣鬱結，便可能出現情緒波動的現象，像是抑鬱及憤怒等。

三、促進脾胃消化功能：透過肝的疏泄，同時促進及調和了脾的消化功能。若肝失去柔和舒展的特性，則會影響脾氣的運行。此外，肝臟會分泌膽汁，具有消化分解油脂的作用，一旦膽汁分泌不順暢，會影響食物消化，從而引致腹痛、嘔吐、

腹脹或腹瀉等。

　　中醫認為，肝有負責貯藏血液及調節血量的作用，當人休息和睡眠時，機體的血液需要量減少，多餘的血液便會藏於肝，所以《黃帝內經》有「人臥血歸肝」之說。當運動或工作時，血液需要量增加，肝便會將貯藏的血液輸送全身。如果一個人肝血不足，肝則無血所藏，不能濡養於目，便會引致兩眼乾澀昏花。

　　此外，筋的活動與肝有著密切關係。若肝血不足，則無法滋養於筋，便會引起抽筋、肢體麻木、屈伸不利等。此外，中醫認為指甲的健康亦倚靠肝血的滋養，若肝血充足，指甲會顯得紅潤有光澤，若肝血不足，則指甲會變得軟薄、脆弱及蒼白。肝臟是膽固醇主要的分泌源頭，膽固醇構成所有細胞組織的細胞膜，膽固醇的角色在於修復，肝的能量不夠就無法分泌足夠的膽固醇，細胞組織的修復能力就會變差，人也容易老化，皮膚乾澀，產生很多無法代謝的斑點。這時，肝臟就會開始進行取捨，皮膚變薄、掉髮、指甲變薄，然後出現條紋狀的指甲。這就是所謂指甲失去的華彩。所以肝臟不好的人，筋肉會流失退化，指甲、頭髮的角蛋白也會不足。

眼與肝經連接，眼的視覺功能及健康須倚靠肝血的滋養，許多肝的疾病可透過眼部病變反映出來。一旦膽經、肝經的經絡循環出現堵塞現象，身體的氣便無法充足流動，解毒排毒的功能相對受損，眼水的代謝無法正常循環，會引致眼矇的症狀。此外，肝膽溼熱亦會引起目黃的現象。所以肝臟有問題的人，眼睛也都會跟著出問題，黃斑部病變、視網膜剝離、飛蚊症等等的現象就會一一浮現。

文明病的解方

現代人飽受各種慢性疾病、慢性疼痛困擾，許多人必須靠
按摩復健、醫師開藥才能度日。了解經絡原理，以全新的
視角來看待身體病痛，才能擁抱健康人生。

最近遇到兩位老朋友，一位在半導體行業工作，大概就跟我以前一樣，用命換錢的概念。五十歲的身體已經處於亞健康的狀態，也沒什麼大毛病，但是外型上就是有個大大的上腹部，脂肪超厚，但又不像年紀大的那種下垂的狀態。經常腰痠，只要打個籃球就常會扭到腰。肌肉僵硬、小腿緊繃，腳踝呈現水腫的狀態，已有脂肪肝了。平日生活就是喜歡喝喝啤酒，會熬夜，因為有節儉的觀念，所以每餐都把剩下的飯菜吃光光。

朋友的生活型態與健康情形，在現代人中並不少見。

我們知道，內臟脂肪越厚，就會造成器官功能不彰，肝是代謝排毒的主要器官，脂肪肝會造成自由基的代謝低落，容易產生更多的癌細胞，這是致癌的主要原因。脂肪肝的成因主要是攝取過多糖分。把飯菜吃光光，超量的澱粉會讓身體累積過多的糖分，除了導致胰島素分泌太多，也會引起代謝不良，造成脂肪肝。

其次，澱粉攝取過量會形成糖化蛋白的效應，使得肌肉容易變硬。當背部肌肉僵硬，就容易扭到、閃到腰。腿部肌肉僵硬容易緊繃，使得循環代謝不良，就會出現水腫。過多的血糖容易產生胰島素阻抗，最終演變成糖尿病。

此外，把熬夜、喝酒當成習慣，肝臟負荷過大。酒精需要肝臟的代謝，每天喝啤酒就會增加肝臟的負擔。晚上 11 點到凌晨 3 點這段期間，身體在走膽經和肝經的循環，是肝臟進行自我清理排毒的重要時間，經常晚睡或是熬夜，肝臟很難做到自我的清理排毒。長期下來，肝的勞累損傷就容易造成肝功能下降，身體的代謝排毒循環會更加不好。

身體要從亞健康回復到健康的狀態，其實並不難。控制好糖／醣的攝取，加上 168 斷食，減輕身體的代謝負荷（胰島素），早點睡、多點運動、少喝酒，提升肝臟的循環，不用半年，身體就會恢復健康狀態。

第二位老朋友是個老闆娘，非常認真工作，很少運動，現在已經是髖關節損傷行走不易，醫院總是跟她說要開刀，但是問神明指示都是不宜。老公很疼惜所以要求三餐都要正常吃，不可以餓到。有時心律不整會忽然跳到每分鐘 200 下。

拍打調理後，走路狀況已經越來越好，但我建議的配合方式是 168 斷食，加上減醣的飲食及基本的抬腳運動，但她卻從來沒有好好遵守，復健的路還是按照自己的「想要」而不是「必要」來進行。

她的最大問題在於，早期且長期工作拚搏造成的辛勞，在膽經上出現很多問題，像是厚肩膀（富貴包），以及髖關節的肌肉組織長期發炎，側髖已出現髂筋束症候群。

細胞蛋白質焦糖化已經在心臟瓣膜及電生理傳導系統產生影響，再不減醣，這個問題的根源就無從解決，不運動造成筋縮的長短腳也無法真正改善。

要有健康的晚年，當然要好好照顧自己，吃對食物、採取正確的飲食方式，加上適當運動，才是正確的做法。了解經絡原理後，從此以全新的視角來看待身體病痛。藉由拍打，將病氣拍除，毒素沒了、經絡通了，症狀自然就能改善。

胃病與咳嗽

對應經絡：腎經、胃經、肝經、脾經

有位大姐來拍打，她說已經咳嗽一兩個月了。中醫師說，是胃食道逆流造成的咳嗽，所以一直在吃中藥調理胃病。可是她的咳嗽是有痰的咳，這就一定不是胃食道逆流造成的。

她不久前有上實作班，已在胸前的腎經及肝脾經拍出了不少瘀積的毒素。我覺得她身上的徵狀應該是兩個不同問題造成：一是腎氣未通（小腹微凸），二是胃經也沒清乾淨。

　　拍完後，果然小腹到肚臍旁的腎經塞滿黑色瘀毒，旁側的胃經同樣也是。我們繼續往下清理到大腿正上方的胃經，果然胃經也是淤塞滿滿，旁邊的肝脾也同樣是瘀積，難怪胃一直好不了。這位大姐已經來實作班幾次了，但是可能遇到剛接觸的同學，所以一直沒有將胃經上的堵塞區域真正清理乾淨。

　　拍瘀的過程中，大姐進到理療室一連咳了幾次，之後在拍腎經時，又咳了一次有痰的咳聲，等到把肚臍旁邊的瘀拍出來之後，接下來的一個小時都沒有再咳，真是很奇妙。身體經絡造成的反應竟然比吃特效藥還快！

　　中醫師說要調理胃，但為何久不見效？主要是因為經絡沒有真正地打通，吃下再昂貴的藥都是枉然。胃食道逆流引發的咳嗽，可能會造成喉部有些癢癢的狀況，不會是有痰的咳。

　　胃的問題還是要從胃經去解。消化道的問題，好好把胃經拍通，一切問題都可以迎刃而解。我的經驗是，不管幾年的胃痛都可以解開，因為胃的新陳代謝是最快的。

至於深層的咳，乃至氣喘，都要好好處理腎氣不足的問題，否則還容易引起內分泌的紊亂。胸口的膻中部位正是人體核心，是腎經到任脈都會經過的重要部位，不要任它被堵塞了，不然胸悶、氣短、水滯、痰膿、鼻涕倒流都會發生。當你發現自己鼻音越來越重時，就該好好清理這條通道了。

頭暈

對應經絡：小腸經、腎經、三焦經、膽經

人體電解液的主要的製造所，就是我們的腎臟。這些電解液會從下一直往上送，最後通達到大腦組織，變成大腦控制身體產生電的來源。所以，當一個人的腎氣不足的時候，當然就會暈，而且是坐著、站著都有暈的感覺。

電解質的平衡，端賴身體的水往上送，將水從下往上送是很不容易達成的，要靠身體的微循環，也就是肌肉的微顫作用。如果身體的推力不足，這些組織液便無法到達大腦組織，放電行為就會出現異常，所呈現出來的就是暈。

我曾遇過兩位兄弟，都有暈眩的問題。有一位曾在大醫院裡面住了一個月，最後被醫生給請回家，因為做完所有的檢查、吃過所有的藥都無效。檢查與藥物無法改變身體的電解質（腎炁）及流通的環境（小腸經），只要適當地補充足夠的鹽（每天 7 公克），開通往大腦的經絡組織、肌肉組織，問題自然就可以解開。

　　鹽的攝取量一定要充足，只有充足的鹽分才能讓身體造就出足夠的電解質，而這些電解質是生命的根本。

　　另外一位朋友說他站久會暈，自從上次頸部的瘀拍出後已經一陣子沒了，最近又開始蠢蠢欲動，當下從頸往上拍，果然在耳後拍出一堆豆狀的瘀痧，而且兩耳後（三焦經、膽經）都有。耳朵裡的半規管是主導身體平衡的器官，耳後的瘀會造成電解液無法進入代謝，這就很容易造成頭暈問題。

　　好好清理吧，如果你要解決暈的毛病。

實例：整日頭暈腦脹的上班族

有位年輕的上班族來拍毒時說，她現在遇到的問題有頭暈、眼脹、腦脹、泌乳激素過高（100 多）、呼吸不順（氣短）。這些問題好像很複雜，如果要看醫生還真的要跑很多科，得吃很多很多的藥。

但是如果理解經絡，你會發現這些問題都是共病，根源都一樣，只是有時影響到呼吸，有時影響到頭眼，有時影響到內分泌。腦壓與眼壓是共存的，所以腦壓高眼壓就會高，不舒服會一起出現。當大腦的電解質無法順利代謝時，就會導致暈眩。大腦的電解質紊亂，又會影響腦下垂體的泌乳激素分泌，造成不孕。小腸經途經的胸鎖乳突肌阻塞，常會造成上述的問題，如果不好好清理，運送電解質的機制就會被破壞，怎麼吃藥也很難把病醫好。清、通、調是很關鍵的逆轉機制。

拍打時，她的前頸側、後頸根都是瘀痧，手上的小腸經也暗藏不少。拍完後，腦壓、眼壓都消失了，眼睛也亮了！身體運轉靠的是肌肉組織，好好照顧就能被好好依賴著。

腰痠背痛

對應經絡：膀胱經

在現代的文明病當中，腰痠、背痛肯定名列前茅。上班族常常一坐就是一整天，淋巴的循環常在髖關節和臀部區域受到限制，然後一下班，有人會衝去健身房做大量或是高強度的運動，卻忘了最後要靠拉筋、敲、拍打化解堆積的乳酸，腰痠、背痛就這樣慢慢地累積出來了。

累積出來會是什麼樣貌？因長期久坐而導致的循環不良，使得臀部兩側往外擴張了、水腫了。運動後沒排乳酸的人，腿部肌肉開始變硬、僵化。肌肉僵化後，循環不良會影響新陳代謝，細胞組織不易修復，痠痛持續加劇。

痛的地方會從腰部逐漸擴展到脊椎，腰痠變成了脊椎發炎。很多人依賴骨頭整復或整脊來舒緩不適，但往往不消幾個星期，問題就又回來了。為什麼會這樣呢？

骨頭是被動的組織，主動的控制元件是肌肉，如果肌肉的品質不改善，一直在調整骨頭的位置，效果還是有限。其實出現腰痠背痛前，許多人應該都經歷過抽筋的問題，可能是睡覺

時抽筋或是運動時抽筋，但這些肌肉品質不良的徵兆總是被忽略，營養資訊也總是說補充電解質或是吃吃香蕉（高鉀水果）就好了。但是如果你做了補了，問題依舊存在，就該正視肌肉的狀態。拍打排瘀的主要目的，正是改善肌肉的品質，或是經絡的運行。

如果你經常腰痠背痛，好好把膀胱經的瘀清一清吧。不清，痠痛就會常相左右。痛是一種償債的概念，解決了，你也就還了身體的債。

靜脈曲張

對應經絡：膀胱經、腎經

很多人都以為，靜脈曲張只能動手術把靜脈摘除，就可以一勞永逸，但事情絕沒有那麼單純。認清問題的根源，才能對症下藥。當我們身上的肌肉被瘀給堵塞後，淋巴還是要繼續循環，因此身體會在股肉的外層再長出一層肌肉，當然也就會相應長出微小的靜脈，來回收細胞的代謝物。所以，當發現靜脈

曲張時，代表你的肌肉深層裡包覆了不少瘀。

　　久站工作的朋友，由於乳酸的堆積，長期下來就很容易在腳上產生靜脈曲張。尤其是膀胱經及腎經在小腿及腳踝的相關部位（腿後側），所以當你發現自己的腳踝滿是綠綠的小靜脈時，也應該常感腰痠背痛。腳踝的小靜脈曲張很容易拍出瘀，黑的、暗綠的顏色很嚇人，也很刺痛，但是拍完後可以維持很久，女性也不必再擔心穿裙子時引人側目了。

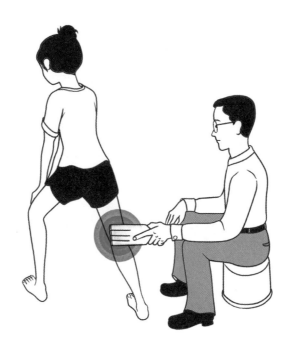

靜脈曲張好發於腿部，小腿、膝窩痠脹為共病。

蕁麻疹

對應經絡：大腸經、脾經、膀胱經、肝經、膽經、腎經

有位跑友突然發生了蕁麻疹，說是因為住進剛落成的民宿，甲醛味還很濃，開窗又怕蚊子跑進來，吸了一晚隔天一早去跑馬拉松，回來就中了！看過醫師但效果不佳，他曾聽我分享過蕁麻疹的原因，想來拍瘀排毒試試。當晚我針對他的發疹部位拍過後，就不癢了，他直說很神奇。

蕁麻疹是一種免疫系統失調的慢性病或是急症。醫院最常使用的治療藥物就是抗組織胺和類固醇，對於蕁麻疹的過敏反應一直未有特效藥，更別說除根的方法。想要徹底改善，就要先了解蕁麻疹的成因。我們知道這是免疫系統攻擊皮膚造成的，但免疫系統為何會錯亂來攻擊正常的細胞呢？

身體的免疫系統遵循一個規則：不屬於我身體的東西都應該被消滅。所以入侵的病毒、壞菌會被消滅。但是我們身體有一種東西無法被消滅，也就是毒素，尤其是被膽固醇所包覆的毒素，我們稱為瘀或痧。這些瘀或痧會卡在我們的經絡，免疫系統會把它當成是病毒的一種，這是一種誤判或者是錯亂，久

而久之會造成免疫系統的不正常動作。一旦受到刺激就暴衝，結果就是攻擊到瘀上面的表皮細胞組織，造成全身皮膚癢。

身體最大的肌群涵括膀胱經和膽經，蕁麻疹好發的部位也就在腿的後側、旁側。一旦發作，肝、脾內側的腎經也是重災區。如果蕁麻疹發作在手的部位，內側的心經、心包經也需要好好清理。另外還有位朋友，是蕁麻疹跟溼疹同時發生。我們知道蕁麻疹是因為免疫力過強，溼疹則是免疫力太弱，為什麼會同時發生呢？每個人身體能量是有限的，當有個地方不斷在耗損你的能量（蕁麻疹），就會有另個地方的能量不足（溼疹），這是循環的能力問題。身體的防禦能量就是免疫力，淋巴系統負責帶動免疫系統的循環，因此免疫功能的好壞跟循環系統有絕對的正相關。

免疫系統裡的免疫細胞是身體能量的一部分，能量越高，對抗病毒的能力就越強。免疫系統要維持在平衡狀態，才是最好的，要能夠藏而不用。真正有需要的時候，如病源入侵時，身上的免疫系統就能夠及時啟動，不至於讓病毒在細胞裡成長茁壯。人體周圍有上百萬種的細菌或病毒，時時刻刻都想入侵我們的身體。因為有免疫系統，我們一直得到很好的保護。這

就是中醫講的營、衛的概念。

這種局部過多、局部不足的現象也發生在有胰島素阻抗的人身上。胰島素的分泌分成兩部分，一部分是幫助維持空腹血糖正常而分泌的胰島素，稱為基礎胰島素，另一部分則是為了降低餐後血糖升高、維持餐後血糖正常而分泌的胰島素，稱為餐時胰島素。餐時胰島素過高，大量的胰島素進入細胞，將過多的血糖轉入細胞化成肝醣或是脂肪，又會造成血糖劇烈下降，這就是血糖震盪。此時，在某些細胞上面也會產生胰島素不足的現象。基礎胰島素若不足，便會造成一些重要的荷爾蒙、酶的分泌不足。許多疾病都是各種的失調所造成。

胰島素要維持正常，可以藉由飲食控制來調整。免疫系統失調的問題，就必須透過拍打的手段來清除身上阻礙循環的瘀。瘀痧清得越乾淨，經絡的循環就會越好，不正常的免疫反應就不會再發生。這是對抗蕁麻疹跟免疫失調的最好解法。瘀排得乾淨，免疫系統的循環能力也會提升，溼疹才有根治的可能，而不是只能用類固醇藥膏止癢。現代醫學必須是科學，傳統中醫所談的虛、寒、溼都是現象，無法成為解病的基礎。了解病的源頭、多用現代科學的知識，可以讓祛病不再是難事。

實例：罹患糖尿病的小學生

有位小學生罹患糖尿病，醫師宣布要永遠跟胰島素共存，每餐自己測血糖、自己打胰島素。爸爸帶他來找我，我看了一下孩子腳的狀況，發現小腿已經有被抓得花花的痕跡。我先拍了他的膀胱經，拍下來整片都是瘀。

現代飲食中醣的問題太大了，這樣的誘惑真的不容易克服，要靠父母幫忙，回復正確的飲食習慣。小孩子的恢復能力很快，也還在生長階段，代表蛋白酶、脂肪酶都有持續分泌，胰島素應該還是有分泌能力的。希望孩子可以藉由飲食、運動來控制血糖，克服對胰島素的依賴。

身體胖瘦跟能量的平衡有關，胖是多餘的葡萄糖轉換為脂肪酸，儲存在脂肪細胞裡；會瘦則是因為肌肉細胞可以用脂肪酸當能量，飢餓時血糖一定是低的，這時胰臟便釋放升糖素給脂肪細胞，釋放脂肪酸到血液裡，肝臟也將肝醣轉化為葡萄糖。

若能讓身體一直用脂肪當能量，糖尿病就會好的。別讓自己的一生被藥品綁架了，靠自己身體的機能來逆轉吧！

溼氣

對應經絡：膀胱經、膽經

「老一輩的人經常提醒我們，吃飯的時候不要喝湯，這真是有很大智慧。想想看，陸地上的動物，只有人會一邊吃食物、一邊喝水的，大部分動物都將飲和食分開進行。一邊吃飯一邊喝水，會有什麼問題？一般人都明白，從西醫的角度會沖淡胃酸的濃度，導致消化不良；從中醫角度看，胃消化食物需要陽氣，又可以叫做「胃火」，而水屬於陰性，當需要靠胃火去消化食物的時候，你卻經常用水去澆滅這火氣，結果導致胃火減弱。

實踐這種飲食方法，一開始的時候或許容易口渴不習慣，這也代表身體內還有溼氣，脾胃虛弱產生的水溼，未能流通所導致。當胃裡面的水溼減少，胃火消化能力增強，體內的水溼化開，能夠流通周身，自然不會口渴，也能夠解決各種溼重的不適感。我自己見證過不少實踐飯水分離的朋友，身體寒溼問題有了很大的改善，有效提升人體陽氣。」

朋友傳來一則報導，提到「飯水分離」是去除體內溼氣最

好的方式。很多人覺得自己體內溼氣重，經常感到疲倦沉重、全身痠痛、消化不良、大便黏滯、溼疹水腫等等，經常問醫師：吃什麼可以祛溼？其實，醫師很多時候不大願意回答這個問題。為什麼？這就好像家裡牆壁滲水，可是你只是用除溼機去除家裡的溼氣，這有用嗎？雖然也算有用，但卻是治標不治本。根本問題不是要去「祛溼」，而是發現產生溼氣的原因。的確，有不少藥物食物可以祛溼，但並未處理產生溼的根源，問題不算解決。

溼氣是中醫裡偏意象的描述，表示體內的水過多。最終原因在於澱粉所產生的糖化問題，飯水分離只能對消化比較好，但不會排除體內的溼。溼是因為淋巴液、體液循環不好，尿毒的危害過大，只能用身上的電解液（包含水）來降低尿毒的窒息毒性，這毒性來自於阿摩尼亞。如果肌肉組織的循環力夠，阿摩尼亞就可以回到腎臟去代謝。

祛溼的方法有很多種，最好的方法是出汗！現代社會的多數人都是少運動、長時間待在冷氣環境中，正是導致溼氣重的原因之一，單純改變飲食未必有效。此外，飲食過飽、經常吃寒冷飲食，也容易傷脾胃，導致溼氣內生。

當細胞內的蛋白質糖化後（糖化蛋白），會使肌肉多出淤滯性，導致循環變差，使身體的代謝物如尿毒無法回流到腎（如果腎功能損傷也會有同樣的結果）。溼濁的根源要治本，就要清除黏滯化的蛋白質。長時間堆積的糖化蛋白質，也就是壞掉了的細胞，身體代謝不良的結果就會成為瘀。拍掉是最快的，不然更簡單的方式就是斷食，啟動身體的自噬作用。但斷食時間要夠久，非一日、一週可以達成。

瘀清除了，肌肉組織的循環良好後，這些阿摩尼亞就會被代謝掉，所以拍膀胱經後的一個星期，尿味很像公廁的味道，那些就是久存的尿毒。此時，身體的溼氣會隨之消散，腿就會瘦下來。

阿摩尼亞的毒素不只來自吃的食物，身上代謝的組織也會有阿摩尼亞的產出，所以年紀越大，風險越高。運動可以加速循環代謝，想要去除溼濁最好從年輕就養成運動好習慣，如果已經水腫嚴重，最好控制一下醣與蛋白質的攝取。拍打排瘀還是加速循環代謝最好最快的方法。

憂鬱症

對應經絡：膽經、三焦經、小腸經、膀胱經、
心經、肝經、脾經

　　隨著少子化、超高齡的社會來臨，越來越多「鰥寡孤獨、老病久衰」的長輩，老人憂慮症盛行率高達兩成，勢將成為社會一大隱憂。 頭痛、食欲不振、胸口悶悶、腸胃不適、忘東忘西⋯⋯這些都是長輩罹患憂鬱症的徵兆。這幾年，我經常遇到有憂鬱症的朋友，年輕人比例還算少，大部分都是久病憂鬱的老人家，胸悶鬱抑，瘦不成形。睡眠障礙是最常見的困擾，另外則是連手都沒辦法抬起、伸展。目前憂鬱症的成因尚不明確。外部的風險因子包括衰老、孤獨、照顧者壓力，內部風險因子通常歸咎於個人體質、腦神經發炎、神經傳導物質失衡。

　　值得注意的是，壓力會產生皮質醇代謝不良的問題，以及共病。「共病」這概念在我們的身體裡面一直都會存在，尤其是經絡阻塞引起的問題，常常會出現在不同的部位，引發不同的問題，當身體出現不同的問題或是多重的問題，會導致精神反應不良，人也因此而容易憂鬱。

睡眠障礙是憂鬱症的前期徵兆，然後頭痛、偏頭痛、肩頸僵硬、肝發炎接踵而來。一般人會就醫尋求藥物治療，但長此以往下來，可能會導致腦中神經傳導物質血清素、多巴胺和正腎上腺素的分泌量下降，產生其他問題。

有位治療幻聽多年的朋友，常年服藥後還是只能與病共存。她已經戒藥，因為手抖無力的藥物副作用問題益發嚴重。

憂鬱是一個不容易找出根源的文明病，但從經絡著手會是最根本的解決方式，因為身體的印記要先清，才能再清心靈的困境。養生調理的第一步驟會從肩頸僵硬、痠痛、不靈活先開始處理，包括肩頸部位的膽經、三焦經，以及肩後的三焦和小腸經，這些區域的瘀都會導致腦內電解質失衡，造成幻聽。

果然，朋友的這幾條經絡經拍打後，呈現滿滿的瘀。後續要處理的還有電解質失衡的膀胱經以及腰、臀、腿部的膽經。

之前有位六十多歲白髮、骨瘦如柴的大姐，恐慌、憂鬱、睡眠障礙等問題她都有。經過半年的拍毒調理，加上運動，肌肉回復了大半，精氣神看起來比以前好上七、八成。

我常說，台灣人很少因為營養不足而生病，大姐平時吃得很健康，有機蔬菜、營養品、能量食品補充也很足夠，醫院也

跑得夠多了，但問題還是如此多。除了經絡堵塞，身體長期缺乏鹽分，也是導致憂鬱的原因之一。電解質是腦細胞的運作根本，鹽裡的鈉離子是放電的原料，補充夠了才能避免腦神經問題。這位大姐應該是我拍過最容易出痧的。心經輕拍幾下，痧就冒出來。中醫對於此類的虛也強調養心、疏肝、補脾，來提升身體的能量。希望未來很快可以看到她慢慢斷離各種藥物。

要追求身、心、靈的健康，先要有個完好的臭皮囊，而前提就是要看顧好經絡系統。有空就清，是最好的解方。不要等發病了、看了無數的醫師後，才來尋求這最後的解方。

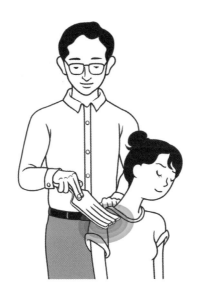

肩頸膽經肌肉淤塞不舒服，是導致睡眠不良的主因，好好清理很重要。

實例：負面情緒籠罩的大姐

有次實作班，一位台北的大姐來拍打，說自己已經好幾個星期覺得心情不好、頭發脹、精神不佳。

北台灣的冬天，天氣陰溼多雨，少見陽光，加上氣溫也降得快，使得我們的身體瑟縮、肌肉組織帶動的循環不如夏天時順遂。如果身體能量足夠，這些都不是問題，但是亞健康的人，冬天需要更多體溫和能量，否則就會很難熬。

我們頭部的循環，端賴頸肩肌肉帶動電解質往上流通，一旦肌肉組織裡瘀多了，循環就會不良，造成大腦的血清素不足，產生憂鬱情緒；頭會脹則是後頸側的膀胱經堵塞了。

經過拍打，她肩頸後側膀胱經的肌肉上真有不少瘀，下行的管道堵塞，上行的電解質也不夠了，前頸側的小腸經也堵了，當然沒精神。此外，肩膀的膽經、三焦也都有瘀形成，使得頭部的筋緊，不舒服。一條條拍通後，大姐的精神都恢復了，笑容也回來了。

當這些經絡中的電解質一步步地上行，血清素慢慢回升，精氣神自然充足飽滿。

骨鬆性骨折

對應經絡：腎經、膀胱經

日前媒體報導，台灣髖部骨折率亞洲第一。確實，經常聽到老人家因為跌倒造成骨折，以致行動不便，最後只能臥床到終老的故事。所以老人家禁不起摔，主要是骨質疏鬆的緣故。

骨頭的主要成分是膠原蛋白、鈣與磷，如何調節鈣質吸收是影響骨質的主要因素，而荷爾蒙是關鍵。女性體內的雌激素會抑制破骨細胞活性，降低骨質破壞與吸收，減緩骨頭更新的速度，所以年紀大的女性骨質流失比男性要高。

骨鬆的風險因子主要來自於抽菸、喝酒、體重過輕、服用類固醇藥物、罹患慢性發炎疾病等。此外，副甲狀腺亢進會影響血液中鈣離子濃度，造成骨密度低下，而大量鈣質被釋放到血液中，也容易腎結石。

在經絡理論裡，腎經是影響上述問題的主要來源。當腎經的經絡堵塞，會影響腎朮的活化，導致甲狀腺不平衡、內分泌失調。內分泌科裡提到的血鈣過高造成腎結石，以及低血壓（體重過輕）和骨鬆的問題，都是共病。

腎為先天之本，補腎本來就不是一件易事，而維持經絡暢通是根本且必要的工作。有些中醫師會強調脾溼造成這些問題，個人看的醫典倒是很少提到。身體的溼是腎來調整，如果身體的溼氣重應該也不只是脾的問題，健脾養腎、提升腎氣來排溼還合理些。因此，若要活絡腎的功能，先從膀胱經開始，排除經絡裡面的瘀痧，提升腎氣的循環，然後再拍出腎經裡面的瘀痧，就能有效提升往內往上的腎氣循環。

　　預防骨質疏鬆最簡單的方法就是運動。每天固定的運動，可以幫助鈣質不流失，運動也可以提升循環，改善內分泌失調。正如醫師所說的，大部分的藥物作用（像是荷爾蒙治療或是雙磷酸鹽類）只是減緩骨質流失速度，無法回復流失的骨質，而運動的震動能強化身體的耐壓需求，有助於補充流失的骨本。

　　若有骨鬆的問題，請好好認識拍打，好好運動，多照照太陽，這些都是應該做且必須做的。

認識膠原蛋白

　　吃素的老人家容易有骨質疏鬆的問題，主要是缺乏運動，加上消化能力變差，又沒有足夠的膠原蛋白攝取源。

　　膠原蛋白中的羥脯胺酸（Hydroxyproline，簡稱 Hyp）是特殊的結構，會抓住另一個胺基酸，形成二肽和三肽，也就是可以促進皮膚、關節、骨骼生長的關鍵。

　　從科學研究的角度來說，膠原蛋白只存在於動物。過往主要從豬皮、魚皮中獲取，如今最新的萃取技術可以從魚鱗取得大量的膠原蛋白了。

　　日本已累積許多食用膠原蛋白胜肽後身體獲得改善的實例，主要是針對皮膚、指甲、關節、骨骼、術後傷口癒合。

　　目前市面上常見的產品是「第二型膠原蛋白」（分子量30 萬），對於「自身免疫細胞攻擊關節」引起的疼痛才有改善效果。一般的關節或軟骨老化，攝取「第一型膠原蛋白」（分子量 5000）一段時間後就會有效果（因為是食品而非藥物，無法立即見效）。

　　蛋白質必須變成單位 100 的胺基酸，或是單位 200 的二

肽、單位 300 的三肽後，才能為人體利用。日常食物中，豬腳或牛筋都含有很多膠原蛋白，但烹飪後分子量還是有十幾萬，所以不好消化，也就不能完全吸收。所以，第一型膠原蛋白會比第二型膠原蛋白更好被吸收。

那麼，第二型膠原蛋白對關節有何作用？有些人因為自身的免疫細胞攻擊關節組織，引起疼痛。這時攝取「非變性的第二型膠原蛋白」，是讓小腸的免疫系統辨識，產生耐受認同作用，使免疫細胞停止攻擊自己的軟骨。

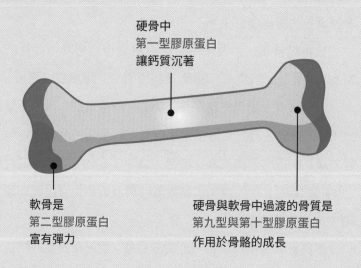

硬骨中
第一型膠原蛋白
讓鈣質沉著

軟骨是
第二型膠原蛋白
富有彈力

硬骨與軟骨中過渡的骨質是
第九型與第十型膠原蛋白
作用於骨骼的成長

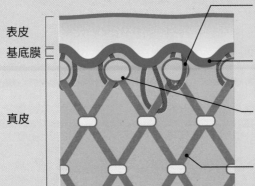

第七型膠原蛋白
U 字懸吊構造，連接表皮與真皮，肌膚的強度與彈性。

第四型膠原蛋白
基底膜的波浪型構造，將真皮層養分傳導至表皮層，也繁殖增生新的細胞。

第三型膠原蛋白
橢圓形構造，肌膚的修復與再生，也稱作 BABY 膠原蛋白。

第一型膠原蛋白
纖維束狀構造，真皮層的主要成分 70%，是皮膚的基礎，皮膚的彈性與緊緻，流失後為皺紋的產生原因。

表皮
基底膜
真皮

53%
膠原蛋白

關節軟骨

47%
其他成分

蛋白聚糖、葡萄糖胺、軟骨素等等

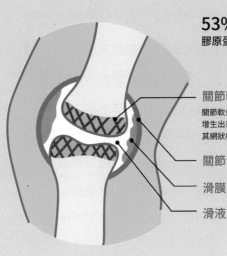

關節軟骨
關節軟骨的主要成分是軟骨細胞增生出來的「第二型膠原蛋白」，其網狀構造交織成富有彈力的軟骨。

關節包

滑膜

滑液

圖片提供：樣樣好物

實例：擔心骨質疏鬆的中年婦女

我有位台大的學姐說，自己聽從醫師建議一直在服用女性荷爾蒙，以免骨質疏鬆。

雌激素由卵巢分泌，所以更年期過了，就一定會骨質疏鬆嗎？那麼男生就不會骨質疏鬆嗎？為何有些胖胖的年長者沒有骨質疏鬆，卻有膝關節痛的問題？更年期後，腎上腺素會接替卵巢的功能來調整雌激素。如果是雌激素決定骨質密度，那天下的男生可糟糕了，不是都變成玻璃娃娃了嗎？千萬不可相信因果有誤的診斷方式。

腎功能才是骨鬆調整的關鍵，如果血液中的尿酸過高，腎只好溶出鈣來調節（正常人的血液略呈弱鹼性，範圍介於 pH7.35～7.45 之間）這才是骨鬆的原因。骨質密度的關鍵在於人體是否有重要的需求，由腎來管理調整。運動、跳動可以創造出這樣的需求，所以趁年輕時早點養成運動的習慣，年輕存下的骨本是年紀大時最好的支撐。超慢跑是很好的運動之一，騎自行車比較沒有防治骨鬆的效果。運動可以幫助代謝，使血液中的尿酸不致過高，骨頭因為運動的需求

自然就會增生骨質，這是避免骨鬆的方法。

我在科技公司上班時，健檢骨密一度高達＋3.5，因為我幾乎天天運動。跑步不只會增加骨密，還可鍛鍊心肺功能。有人說，跑步傷膝蓋，那就微彎腳超慢跑吧，然後將膝關節的瘀拍出來，膝蓋就不會痛了。腎功能的提升要靠經絡的維護，好好地拍出膀胱經的瘀痧，是最好的保養。

此外，也可以適當補充膠原蛋白。骨骼外面是硬殼，但裡面是中空的，中空的地方就是膠原蛋白纖維組成的一層層網子，鈣離子會沉澱在這些網子上；網子越密集，可以沉積更多鈣離子，也就會提升密度。骨骼之所以有韌性，就是因為當中有膠原蛋白的成分。如果缺乏了膠原蛋白，骨骼只會越來越硬，一旦受外力衝擊也越容易脆裂。特別是高齡者、術後休養，或是已有骨鬆的人，需要補充膠原蛋白讓骨頭裡的網目建構細一點，才能留住鈣質。

腎上腺素可以接手卵巢來調整雌激素，所以我們要維護好腎的健康，不要讓腎太忙，例如吃過多的澱粉、導致太多的胰島素分泌等。荷爾蒙的藥可以不吃，調整飲食的內容，好好運動──走路不叫運動喔！

高血壓

對應經絡：心包經、心經

　　高血壓是老人家的普遍毛病，年紀越大越容易出現。不過近年來也有年輕化的趨勢。

　　血壓的源頭是心臟的出力程度，透過心臟的收縮，由血管將血液輸送到全身的細胞，進行氧氣交換（血紅素）及部分營養物質的輸送。其中最常見的營養物質應該是血糖，而血糖的來源正是我們最常吃的食物——澱粉和糖。

　　當我們吃下過量的澱粉（米、麵），經過消化吸收後轉為高血糖。年輕時，胰臟可以分泌大量的胰島素，將這些血糖轉化為脂肪堆積起來，澱粉類的食物很容易使人發胖。隨著歲月的催化，加上自由基的危害，慢慢地胰臟累了，無法再分泌如此多的胰島素，這些血糖只好在血管內堆積，變成常態性的高血糖，糖化反應會破壞血管壁，這時肝臟會釋放膽固醇來修補受傷的血管壁，形成高血脂。糖化的血管會慢慢缺乏彈性、硬化，一旦到這個程度就一定會有高血壓了。

　　肌肉細胞會儲存葡萄糖，做為能量來源，若長期未被使

用，也會讓肌肉組織糖化、硬化。當動脈受到硬化肌肉的壓迫，將更加劇高血壓的問題。

現代醫學將高血壓視為疾病，需要長期服藥，但只是用血管擴張的藥來欺騙自己，也不是什麼好方法。如果血壓高單純是血管內的問題，那麼少吃澱粉一段時間，應該就能把血壓控制下來。

此外，肌肉太硬、缺乏彈性時，也會造成高血壓的現象。這時，即使服用降血壓的藥，也無法讓血壓得到很好的控制。血管和肌肉在人體內是相輔相成的，太硬的肌肉會減損血管的收縮能力。當共振的協調能力不見了，心臟勢必要出更多的力，才能將血液輸送到末梢。很多人對於肌肉的概念是錯誤的，以為肌肉要很硬才好，把自己硬邦邦的肉當做是肌肉。

好的肌肉要具備好的彈性。放鬆時，要像麻糬一樣軟；用力時，又可以將肌肉的能力充分呈現。這個肌肉就是經絡的外在呈現，所以肌肉不良代表經絡阻塞，會造成循環不好，不只影響血液的循環，淋巴的循環同樣也受限。

這時最建議的解決方式就是拍打除瘀。一旦瘀除了，肌肉就變軟，慢慢回復原來的彈性。肌肉和血管的協調共振才能挽

回失控的血壓。要拍哪裡呢？越大的肌群對血壓的調整越有幫助。如果你有胃痛的毛病，就直接拍股四頭肌的胃經，可以同時調整血壓及胃的問題；若是另有泌尿或腰痠的問題，不妨試試大、小腿後側的膀胱經。另外心經、心包經在肩腋窩的地方也常有糖化的組織、脂肪組織及瘀的聚集，有高血壓的朋友應該清一清。髖關節前側是股動脈經過之處，髖關節肌肉（腎經）硬化也可能導致高血壓。

身體的健康源頭在經絡，也就是肌肉群上。清（瘀）、通（經絡）、調（循環）、補（組織、器官）、營（生命）、衛（免疫），要回復健康，就要從「清」開始。

實例：慢性病纏身的上班族

曾經有位學員體重一度破百，高血壓、糖尿病纏身，血精、夜尿已是家常便飯。透過拍打，加上飲食調整，體重已經回到了七十幾公斤，慢性病也一個一個地解開了。但是有

些基本的問題，還是沒有持續做到，總想著用一些簡單的方法，例如打營養針來代替。其實，身體的調養需要很多因素加在一起，拍打、斷食、營養充足、運動、睡眠缺一不可。

我們稱營養充足為「豐食」，方法是補充大量的植化素，因為肝臟生產膽固醇、降解自由基需要這些植化素的幫忙。十字花科或是苦味的蔬菜，是很好的植化素來源。

益生菌需要蔬菜的膳食纖維當食物，才能存活下來，同時也回收膽固醇給肝臟，這樣肝臟才不用沒日沒夜地製造膽汁和膽固醇，負荷才能稍輕，減少肝的損耗。有些人雖然吃了大量的牛肉，身體卻養不出好菌。只吃動物性的肉和脂肪，不代表可以產生足夠的膽固醇，沒有綠色的物質進到肝，膽汁就很難合成，修復組織的膽固醇也會不夠，所以肝脾上都是瘀痧，膽固醇不足以修復心血管的破洞，心經都是黑的。這不是上醫院打營養針就可以解決的。

血精、夜尿想要改善，就要好好再練骨盆底肌。雙腿張開一肩寬以上，腳尖盡量往外側張開，芭蕾舞式的深蹲，可以訓練骨盆裡面的肌群。運動是必要的，不是選項而已。

長年的駝背、圓背，可以靠滾筒滾背來改善。過去百公

斤的大肚子，導致脊椎骨節前傾鈣化，現在已經變成膀胱經絡的問題。少滑手機，避免低頭使其惡化。運動加上滾背，才能徹底改變腎循環，不然，泌尿生殖系統會再有問題的。

病都是因著惡習生，不覺悟改惡習，都是枉然。

實例：瘦不下來的中年男子

心臟老化和堵塞，跟飲食及運動有很大的關係。澱粉吃多了，血糖會太高，造成糖化的血管及心臟，這正是引發心血管疾病的最大原因。

除了減少澱粉，運動也很重要。上課時我一直在推廣超慢跑，這是一項簡單便利、隨時隨地都可進行的一項運動和間歇性斷食。我們的肌肉需要被訓練，越用它就越健康、越有活力。鍛鍊「品質好的」肌肉，才能夠有效地進行淋巴循環，同時也可以提升基礎代謝率，有減肥的效果。

心臟的組織也是一樣，只有運動才能強化心血管的功

能，讓血液循環更好，心肺功能更強，就不容易遇到心臟的問題。即使有問題，也可以逐漸地被修復。

最近遇到一位來拍打的朋友說，肥肉都消不了。確實，拍打可以去瘀，但消不了脂肪，最好的消脂方式是運動和間歇性斷食。現代人都沒有餓到，總是一餐接著一餐，身上脂肪怎麼會消失呢？物質不滅、能量守恆是不變的道理，唯有透過少吃多運動，讓體內的粒線體消耗掉囤積的脂肪。

拍打消除的脂肪是膽固醇，不是堆積的脂肪。透過拍打雕塑出來的身體是均勻的，如果加上運動，身形將會更美，身體更健康。

健康和美麗都是需要付出代價的。如果你不運動，就不會有好的循環，也就不會有健康的身體。吃對食物也很重要，如果一再亂吃，吃進有害的食物，造成過多的脂肪囤積，也是要付出代價的。

少吃一餐的 168 斷食可避免糖過多而轉化成脂肪，基礎代謝就會用到身上油脂，可以消除脂肪。

拍打不能取代運動，適度運動能帶動好的循環，最後才不會需要拍打來排瘀。養生的第一要件就是運動，這是不變

的道理。如果你的心臟及心血管問題比較多，請記得先把心包經及心經好好地拍一拍。瘀排掉之後，你會發現呼吸都輕鬆了，再來就好好加強心肺功能吧。

實例：越吃越瘦的煩惱

拍打排毒後常常會有瘦身的意外結果，重量沒減多少，身形倒是小了一號。最近有學員求救如何增胖、增肉，因為她突然掉了兩公斤，褲子都不能穿了。

為何我們會瘦下來呢？通常是斷食的結果，不進食會瘦，外來營養沒了，身體只能用儲存的能量，一是油脂，二是蛋白質，就是肌肉。瘦的人沒油脂，身體最後只能犧牲肌肉當活下去的能量，所以很多九十幾歲或是臥床者都瘦到皮包骨。但這位學員沒斷食，吃不胖。這是什麼問題呢？第一個可能是吃太少，很多人以為自己吃了足夠的蛋白質，總以

為自己吃夠飽了，但餐食內容還是瘦身餐的概念。

此外，她的胃不好，消化能力自然差些。當蛋白質無法有效被消化、吸收不良，自然瘦下來，肉長不出來。

這位學員從年輕就自律的飲食，讓自己維持纖瘦幾十年了。一個人每天需要的蛋白質是體重公斤數乘以 1.2。如果你只吃菜和澱粉是無法長肉的，只會變胖多油而已。學員說，她夏天晚上腳冷、清晨卻盜汗起床，可見腎水、淋巴的循環都有問題。淋巴液下行到腳會帶來熱，如果下行順利，不會手腳冰冷，晚上睡覺就可以維持正常的循環，也不至於清晨肺經反過來代償腎功能，導致清晨盜汗。所以該清理的是腎經與膀胱經。

果然，肚臍兩旁的腎經拍下去，哇！黑的。後臀膀胱經拍下去，也是大顆的黑珍珠。該清理的清乾淨，細胞就會活化。膀胱經拍完，一個星期後盜汗也改善了。吃太少，加上腎水上行差，胃酸的分泌不足，不長肉也就不足為奇了。

學員說我是類神醫，真的不敢當，這全是知識的力量和經驗的累積而已。我只是樂於分享神妙的醫學知識，期盼大家好好學習、共同分享。

扳機指及腕隧道症候群

對應經絡：心經、心包經、肺經

　　扳機指的正式名稱是「手指屈指肌腱狹窄性肌腱鞘炎」，好發於手指需反覆彎曲伸直出力工作的人，也常見於新手媽媽及中年女性，常伴隨腕隧道症候群發生。有國外研究指出，相較於沒有糖尿病的人，糖尿病患者更容易患有扳機指。

　　其實扳機指和腕隧道症候群一樣，都是身體經絡沉積的瘀累積在手腕所致。手掌滑車輪肌腱、屈指肌腱，因為瘀而造成發炎的反應，也導致一定程度的纖維化，不再具有潤滑的效果，所以卡住了。問題出在腕上的瘀，而不是肌腱本身。拍掉了瘀也就放開了肌腱上的束縛，發炎狀況就不會再發生，所以扳機指及腕隧道症候群就能不藥而癒。

　　我們手上的經絡有心經、心包、三焦、肺經、小腸經、大腸經。扳機指最有可能的淤塞是前側心經、心包經，以及後側的三焦經。腕隧道症候群則要看對應的肌群，可能是肺經、大腸經（大拇指），或是心包經（中指），抑或是心經、小腸經（小指）所致。

青光眼、白內障

對應經絡：膽經、三焦經、小腸經、膀胱經、腎經、肝經

最近有幾位罹患青光眼的朋友找我幫忙解決眼睛的問題，一位是在醫院工作的醫護人員。眼科醫師告知她未來可能只有一隻眼睛看得見的事實，而且動刀也不見得能改善高眼壓。

在中醫的經絡理論裡，眼睛是膽經、膀胱經、胃經的起點，也是三焦經及小腸經的終點。眼睛的病變大部分都是因為身體的經絡阻塞，造成經氣（也就是眼水、淋巴液）無法流通，當新陳代謝無法及時更替，導致細胞受損，進而影響組織功能。

第一次拍打的經絡是肩頸區域的膽經和三焦經，拍完後她說感覺眼睛的壓迫感不見了，說著說著眼淚就掉了下來。儘管她一開始說，自己已經做好剩下單眼可視的準備，但此刻還是明顯感受到她心中所承受的壓力。

膽經和三焦經這兩條經絡，從手的背面一直到肩頸，再延伸到眼尾（瞳子髎穴），再從眼尾到耳到肩膀而下。這邊的肌肉組織是眼壓調節的關鍵，拍通之後，感受到的是眼睛亮了、舒服了。針灸、拔罐只能針對單一的穴位處理，無法快速地紓

解眼壓，還是要做整條經絡的處理才行。

兩星期後，她說現在可以看到手在眼前晃了，之前是完全看不到影像的。這次我們要來改善眼睛的循環問題，小腸經也是從手臂後側接近內側地方往上延伸到頸部，然後是臉頰，再到眼睛的眼頭（睛明穴）。從眼頭開始，則是膀胱經的循環，從頭走到後頸、延伸到背、臀、腿。

當我拍到後頸大椎穴附近的頸側肌肉時，看到一顆顆的瘀不停冒出來。她說，從年輕時就經常感到頸椎不舒服，期間做過很多檢查，醫師都說查不出任何問題，所以也就這樣忍受了三十年！她說，這次的意外收穫是後頸終於鬆了，頸部的問題改善了。

這次主要幫她處理眼睛的經氣循環，相信之後可以多出空間讓炁流通，眼水代謝正常。再來還要拍拍小腸經，改善往上、往眼睛的輸送管道。果然，心經和小腸經的部分也拍出了一大坨的瘀。拍打快要結束時，這位大姐就說左眼已經溼潤了。

此時，我覺得其他的問題就讓身體的循環來自行代謝修復。有機會再慢慢清理往腳部的膽經、膀胱經，提升肝、腎的功能，一切就會越來越好。

實例：眼睛癢不停的小學生

　　眼睛是膀胱經的起點，是身體器官裡脆弱的組織之一。一旦代謝不良，容易造成過敏的癢及不停地出淚水，再嚴重的話就是眼部病變。

　　小孩的過敏有些是先天的，其餘大部分應該都是腎代謝功能不足的緣故。過多的蛋白質攝取，造成身體負荷過大，也會過敏。大人的過敏也是腎的問題所致。腎到成年已經完成生長，蛋白質的攝取一般不會有問題，問題都是循環不良造成的。腎的循環涵蓋膀胱經（往下）和腎經（往上），這是連通的路徑，每個人經絡阻塞的部位不同，有人是臀部瘀多，有人在腿部。膀胱經從臀腿到腳踝後的肌腱慢慢收斂，承山穴剛好在肌腱端，那位朋友的瘀傷積累很多在此，導致腎水上行不了。眼睛是膀胱經的起點，所以過敏、會癢，有人會黑眼圈或是長皮膚疣，都與此有關。如果問題再放得更久，就會擴大到鼻子，清晨起床後的鼻涕就再也止不了。

　　過敏是細胞組織求救的現象，把水道（經絡）清乾淨，讓廢物代謝更順暢，累積少，免疫系統就不會過度反應了。

耳鳴

對應經絡：膽經、三焦經、小腸經

根據統計，台灣約有 15% 的人口有耳鳴的困擾，耳內總是嗡嗡作響，而且年紀越大耳鳴越嚴重。

耳鳴的確定成因至今仍不明，耳朵疾病、聽力損失是已知的最相關原因。此外，耳鳴也與腦部、壓力等中樞神經系統有關，像是心理壓力大、自律神經失調、失眠、焦慮、憂鬱都會造成耳鳴。

耳朵的疾病，若是外耳及內耳有問題，可以循開刀方式治療，但是大部分的耳鳴無法以手術解決，而且目前尚無藥物能有效消除耳鳴。通常醫師開的鎮定劑、促進耳內血液循環的藥，以及維生素，主要是減少耳鳴帶來的困擾及不適。

我們之所以能聽到聲音，是耳內的纖毛將接受到的聲音震動的能量，轉化為訊號，傳遞到大腦。對聲音震動能量的敏感度，決定了聽力的好壞。從經絡的觀點來看，經絡的運行不順會影響纖毛的修復能力（代謝能力）。當耳朵的纖毛組織接受到訊號，但是傳遞給神經系統的轉化出錯時，訊號就會變成一

種雜訊，在腦內滋滋作響，這就是所謂的「腦鳴」。

恢復的關鍵在於代謝，而代謝能力的好壞與否在於經絡肌肉群的健全，以及是否出現堵塞。

耳朵到腦部最重要的經絡就是膽經與三焦經。三焦經從手部出發到肩後、後側頸、耳到眼往上循環，膽經再從眼到頭、耳、側頸、到肩，沿著身體側部到腿。小腸經從胸鎖乳突肌往上會到顳顎關節，通達內耳，這也關乎內耳淋巴是否正常代謝，進而轉化為正常聽覺訊號。

經絡循環好，是養生真正的重點。有時上醫院不見得能恢復組織的機能，認真地拍打、清除經絡裡的瘀，是一種簡易的中醫保健方式。

透過清、通、調、補，才能達到營、衛的效果。切記，經絡是因，症狀是果，如果糾結在症狀，永遠也改善不了問題。

實例：媽媽的眼淚

台中有位學生上完課找我，訴說困擾她兩年的耳鳴問題。我拍著、拍著，她不由自主地掉下眼淚來。還特別跟我說抱歉，不知道為什麼情緒一下都湧上來了。

我說，我們現在拍的這條經絡是三焦經，從手到肩到耳到腦，是最上心的經絡。若要解開耳鳴，一定要將瘀從耳後的三焦解放出來。三焦經也是身體裡最會藏情緒的經絡，女性朋友經常壓抑下來的情緒，都會在這裡累積、藏著。

脖子的拍毒法是很高級的手法，工具、力量、角度位置都是要注意的。如果還沒上過課，參考就好，別自作聰明亂來喔！這裡神經元多，所以痛的訊息是會放大的。

她說，自己是情緒很穩定的人，應該是當媽媽的辛勞吧。兩個孩子都是過動兒，無法出口的情緒只能自己消化。所以，這段辛勞的情緒化為瘀，在身體留了下來。她翻開肚上的瘀，黑的一大片。這是她自己拍出來的第二次。

耳後、頸後拍完後，她說耳朵的脹悶感消失了，聲音變小了。這是我最感恩的時刻。

三叉神經痛

對應經絡：膽經、小腸經

有位七十多歲的長者，因為三叉神經痛，接受中西的調理治療已經三個月，但始終沒有解決這痛苦的問題。吃不下、睡不好，暴瘦十幾公斤。

三叉神經由半月神經節延伸出三條通往眼、臉頰、牙根的三條神經通道。這三條神經根部的半月神經節就在太陽穴的位置，正好也是膽經和小腸經的通道。

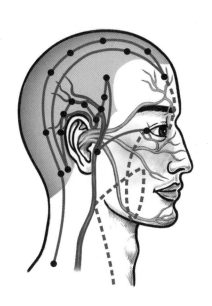

三叉神經的成因與位置

肌肉壓迫三叉神經，導致三叉神經痛。

■ 血管
□ 為三叉神經

經絡是身體重要的經氣流通的通道，經氣包含了營養源和細胞的代謝廢棄物，一旦無法流通，便會從局部組織開始出現問題，像是頭痛、神經痛。可以想見，如果膽經的臉部通道阻塞，影響的正是這三叉神經會痛的區域，從眼到頰到耳。然而，要先疏通的地方並不是臉，而是肩井穴到頸，以及膽經往下的小分支。

小腸經往上輸送電解質至肌肉群，神經組織需要充分的電解質，才能發送正確的電訊，往下的胸鎖乳突肌也是一條重要的通道。

從肩井穴往上到耳後，這個頸部區的神經叢很多，痛會非常刺而尖銳，要有點經驗來拍比較好。瘀痧出來後，拍打的痛會和緩的，這時也會感受到電解液的流通，以及肩、頸的放鬆。往上的這條路徑，不僅膽經會通過，往眼睛的小腸經也同樣使用這個通道，明目的效果也很好。

膽經再往下就會到腋下的輒筋穴，將此區的瘀清乾淨，對舒緩三叉神經痛會更有幫助。

神經及神經節一般不容易出問題，除非長期受到不正常的壓迫。神經痛常被說是受到血管壓迫所引起，但別忘了血管的

不正常發展，也是被壓迫所致，而原凶最有可能是肌肉（也就是經絡）或筋膜發炎的腫脹引起的。

　　三叉神經痛最常伴隨或早期出現的徵兆就是睡眠問題。年紀輕輕就有三叉神經痛，通常是壓力或長期熬夜的關係。人終究還是血肉之軀，好好休息是必要的。年紀越大（四十歲以上）更不宜一直挑戰不睡的極限。

　　除了拍打經絡，也可以搭配一下抬腿、抬手的運動，提升循環，有助於更快地解決三叉神經痛的困擾。

甲狀腺亢進／低下

對應經絡：腎經、膀胱經

　　甲狀腺亢進或是低下也是現代人常見的疾病之一。完整的甲狀腺包含甲狀腺及甲狀旁腺或是副甲狀腺，兩者是互相節律的調節機制。

　　當甲狀腺過度亢進時，副甲狀腺就會出手來調節。甲狀腺控制使用能量的速度、製造蛋白質、調節其他身體系統對相關激素的敏感性，對兒童的智能、生長發育，以及對成人的代謝都有影響。

　　甲狀腺是藉由製造甲狀腺激素來調節這些反應的，主要有三碘甲腺原氨酸（Triiodothyronine，簡稱 T3），以及四碘甲腺原氨酸（又稱甲狀腺素；Tetraiodothyronine，簡稱 T4）這兩種激素。T3 和 T4 由碘和酪胺酸合成。另外，甲狀腺也生產降鈣素（Calcitonin），調節體內鈣的平衡。

　　副甲狀腺素主要作用在骨骼、腎臟，增加血液中的鈣離子濃度。腎臟有調整體內酸鹼值的作用，即是和甲狀腺緊密合作，藉由鈣離子濃度來維持血液的的鹼性。所以，骨質疏鬆也

經常伴隨甲狀腺功能低下的肥胖問題。

甲狀腺的問題經常發生在女性朋友身上，跟女性朋友普遍缺乏運動息息相關。

甲狀腺跟副甲狀腺是一個平衡的機制，但這機制需要電解質，以及運送電解質的管道能夠暢通，以便讓這些電解質順利地送達甲狀腺，這樣甲狀腺與副甲狀腺就可以順利工作，從電解質轉換出人體所需的內分泌物，像是蝕骨素、降鈣素、代謝荷爾蒙等。

甲狀腺幾乎是腎經循環最上面的功能腺體，腎循環的推進能量不足常會引發甲狀腺低下或是亢進。對應腎循環的經絡是腎經與膀胱經，而其中的重要物資就是鹽，好好補充每日 7 公克的鹽對於甲狀腺的健康也很重要。

癌症

對應經絡：肝經、脾經

癌症以前是絕症，但是隨著醫學和科技的進步，越來越多人悄悄逃離了死亡的陰影。我常跟來上課的朋友說，我們跟身體共處時間最長且片刻不離，要能夠聽懂身體的話語。會生病，其實身體早就透過經絡顯現給我們看了。最近幫一位癌友清理體內毒素，也再次驗證了經絡的影響。

癌的源頭是潛藏在我們身上的自由基，不管是外在的毒素或是自體產生的。肝臟的職責就是清除這些毒素，但受到我們的不良作息、錯誤飲食，乃至環境因素的影響，來不及處理代謝掉的毒素，就沉積在經絡裡，進而成瘀，阻塞淋巴循環，妨礙氣的通暢。於是，身體變壞的惡性循環就此展開。自由基在體內不斷增多，碰撞細胞組織，破壞身體運作的功能。當這個破壞進到染色體，改變了染色體的設定，就形成癌細胞。

當身體狀況正常時，出現癌細胞還不用太緊張，因為每個人身上都有免疫細胞可以與之抗衡。然而當經絡阻塞時，負責帶動免疫力的淋巴循環相對是弱的，使得對抗癌細胞的能力也

變弱。因此，癌細胞開始增生，癌組織變大，成為惡性腫瘤，這就到了一發不可收拾的地步。想要逆轉，就得靠多方的配合，藥、食、作息缺一不可。

身體功能要好，靠的是器官功能的相互支援，帶動起細胞修復能力。一旦經絡阻塞、通道不通，淋巴液中要傳導的氧化還原訊號分子少了，抗氧化的能力自然變弱，自由基便橫行無阻地破壞正常細胞，自癒能力肯定變差。在這樣的情況下，免疫力也隨之低下，對於外來的病毒及癌細胞更是缺乏抵抗力。

所謂活絡身體，就是要讓身體可以產生這些氧化還原的訊號分子，讓這些分子在人體的經絡中自由移動，傳遞器官的需求，進而相互支援。經絡若是暢通，淋巴液便能順利地在細胞間不斷穿梭流動，協調器官之間的需要物質。

我常看到罹患癌症的朋友，肝、脾兩條經絡都塞得厲害。從大腿內側到腋下前脅處，肝經與脾經幾乎相疊在同樣的肌肉上。脾臟是人體免疫細胞的記憶儲存處，少了脾的免疫記憶，再生製造免疫細胞的能力便不足，免疫能力也就不斷下降。所以拍瘀對於癌症的預防與治療相當重要，當經絡不再阻塞，身體才能順利循環；從根本提升免疫力，才有對抗癌細胞的本錢。

生活中無所不在的毒素

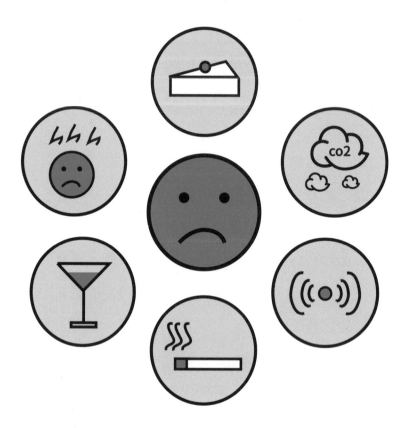

毒素其實無所不在，許多人以為自己活在安全的空間裡。儘管少出門、不開窗，空氣清淨機 24 小時運作，很安全了吧！但最終還是生病。

我們身體必須面對的毒素，所以重點在於如何排解，讓身體可以正常地代謝掉這些毒素，而不是任其累積在體內。

當我們把窗關上，跟外面的世界阻隔了，其實也隔絕掉細胞需要的氧氣，所以這些人家裡都有股說不上來的味道。新鮮的空氣中才有足夠的氧氣。一個空間缺乏足夠的對流，氧氣都慢慢變成二氧化碳，血氧不足卻不自知。長期在這樣的空間活動，身體無法進行好的代謝，怎麼可能不生病？

極短的光波如核輻射 γ 射線、X 光或紫外線，都有穿透皮膚的能量，可能造成細胞染色體的破壞或甲基化變化，導致細胞癌化。

菸、酒、化學性的洗沐用品、調味料，乃至空氣中的 PM2.5 微塵等，對身體都是傷害。PM2.5 的微塵裡有懸浮微粒、一氧化碳、碳氫化合物、氮氧化合物、硫氧化合物等，這些毒素全要靠肝臟代謝。

壓力荷爾蒙（即皮質醇）或是內分泌液的回收，也是肝的工作。過度的壓力就是看不見的毒素。睡眠障礙或是熬夜，使得肝臟組織液、大腦電解質無法好好更新替換，累積毒素，問題更大更危險。

糖化的蛋白質、硬化的血管，源頭正是過多的澱粉或甜點，這也是毒。

實例：多種癌症上身的企業家

有位很有成就的大哥，打拚一輩子，退休了。從早期的淋巴癌、近期攝護腺癌，雖然都穩定治癒了，但是身體不適的問題都在，現在還多了個菜瓜布肺（肺纖維化）。

之前努力拍了他的肺部和腹腔的腎、肝、脾經，頸部還沒時間拍。後來他因為左喉部疼痛，到醫院檢查，說是鼻竇炎，裡面都是發黃的黏液，馬上便安排開刀刮除治療。

他來找我拍毒時，我發現，他疼痛的地方跟鼻竇炎位置不大一樣。

拍了頸部卡卡不舒服的部位，好大一坨瘀，這才是病灶之所在。腎經從內往上走到頭的路徑，就是胸鎖乳突肌（小腸、大腸、胃經、肝經都在這附近），阻塞後，電解液上不去，痰就卡，才會有鼻竇炎的問題。此外，我建議他，喉部和呼吸系統不好的人要常做伏地挺身，跪著做也可以，慢慢鍛鍊胸部的肌肉，強化心肺循環的肌肉組織。

攝護腺癌治療後雖然已過五年了，但下腹腫大的問題依然存在。腹股溝的瘀積問題不解，攝護腺問題就不會消失。

不論男女，泌尿系統要好，這些下腹腔的瘀一定要清理。

療程結束離開時，他語帶無奈地說：「人到醫院，醫師的話就跟聖旨一樣，我只能乖乖聽話。」再有成就的人，面對疾病威脅，無助感與凡人無異。我對他說，撥時間來上課吧，年紀大了，理解自己為何會生病是很重要的。

子宮內膜癌

對應經絡：膀胱經、腎經

子宮內膜癌是指從子宮最內層所長出來的惡性腫瘤，最常發生在停經前後，主要徵兆是不規律地出血。

醫界目前仍未找出子宮內膜癌的確切原因，而目前的研究都指向與類女性荷爾蒙的作用有關。已知造成子宮內膜癌的危險因子有：

一、環境荷爾蒙：某些人類製造出的化學物質，透過食物鏈循環影響人體，例如塑化劑、金屬汙染物。

二、不當的雌激素補充：若長期補充雌激素，沒有合併黃體素，會增加子宮內膜癌的風險，特別是更年期婦女。

三、其他跟雌激素有關的風險因子：沒有生育過的婦女、太晚停經、無排卵的月經週期、長期使用促進排卵藥物等，體內經常有過多的雌激素，增加子宮內膜癌的風險。

四、子宮內膜增生：曾有子宮內膜增生的婦女，罹患子宮內膜癌的機率也比較高。

五、肥胖：脂肪本身就會製造雌激素，因此肥胖會增加子宮內膜癌的風險。

六、糖尿病及高血壓：子宮內膜癌患者大多都伴隨糖尿病及高血壓。

七、乳癌口服藥：最常見的乳癌口服藥泰莫芬（Tamoxifen）對子宮內膜有刺激的作用，長期服用會增加子宮內膜癌風險。

由於體脂肪會增加血中胰島素及荷爾蒙的量，誘發癌細胞成長，因此控制體重、規律運動，能幫助調節體內荷爾蒙、加強免疫力，降低罹患癌症的風險。所以，適當運動加上 168 或是 186 斷食減重是很重要的。從中醫經絡的角度來看，當膀胱經的肌肉群出現阻塞，會影響腎的循環，進而造成生殖泌尿

系統的問題。女性經期，子宮的壓縮能量也來自於膀胱經，因此拍打膀胱經排毒對婦科問題的調理非常有幫助。去除經絡上的瘀，可以帶動腎經的循環，好好排掉經血。

月經滴滴答答、經痛頻繁，代表子宮肌肉組織裡有瘀毒存在。膀胱經不清，這些生理問題就很難解，最後等著開刀來處理，希望女性朋友不要將毒素留到最後這一步。

環境荷爾蒙是日常生活主要的毒素來源，塑化劑、人工化學的洗沐用品，從皮膚進到身體組織裡。所以，清潔身體的用品最好選用天然的，才不會一直餵毒給自己。適時疏通肝、脾經的肌群，有助於降解環境荷爾蒙的毒害。

好好清瘀，使用天然的洗沐用品，可以改善身體子宮裡殘留的毒素。

實例：深受婦疾困擾的女性朋友

有位朋友因為子宮內膜增生厚度達 2 公分，超過標準 1.2 公分，加上前陣子才急性膽囊開刀，深知住院臥床的痛苦，所以下定決心好好拍毒。拍打期間，月經足足來了三個星期。但是奇妙的事情也發生了，隔月去醫院複檢，子宮內膜的厚度已經恢復正常為 0.8 公分，月經週期也恢復正常。

這是一個很好的中醫經絡醫學的臨床實驗。從西醫的手法來看，除非是以子宮內膜刮除的方式，否則子宮內膜的增生很難在兩個月內回復正常。

一般子宮內膜增生跟長期服用荷爾蒙藥物有很大的關係，但這位朋友卻是因為乳癌術後服用抑制荷爾蒙的藥物，所以她的問題不是藥物造成，而是長期的經絡堵塞、毒素瘀積所致。這條經絡就是膀胱經。

膀胱經很長，對我們的生殖、泌尿系統有很大的影響力。很多人拍打時只著重在腿部，忽略了臀部連結到大腿的這個區域。通常這個區域有瘀痧的朋友，大都會伴隨腰痠背痛。毒素若是無法排出，身體很難啟動自我的修復能力，

導致子宮內膜會有增厚的現象，像是巧克力囊腫、子宮肌瘤等，增加罹癌的風險。

　　子宮內的經血需要每個月清理乾淨，才能維持年輕的狀態。經血排不完全，就容易有婦科的毛病。子宮內膜過厚，也容易造成即使懷孕卻留不住的遺憾。子宮肌肉（循環代謝能力）的好壞，決定清理的品質。膀胱經好好維持，疾病就不容易上身。否則這些問題到最後，現代醫療的處理方式都是開刀摘除，吃藥控制的效果有限（還有副作用）。

　　建議大家要維持好身體的柔軟度，尤其是腰部。以瑜伽的方式來提升柔軟度，可以有效預防婦科的毛病，最好每天在家練習簡單的瑜伽動作。更簡單的運動就是抬腳，可以帶動膀胱經氣的活動。循環好還是最重要的。

　　拍打排毒的目的就是在提升循環能力，恢復自癒能力，然而關鍵在拍對地方。膀胱經幾乎都是大肌肉，拍打的疼痛感比其他經絡強。不需要每天拍，已經有問題的人兩個星期拍一次也就足夠，第一次出痧會是最痛的一次，越拍會越不痛。當你發現拍起來已經不痛的時候，身體也就把這些毒素都排得差不多了。期待可以自癒、自我修復的人不妨試試。

乳癌

對應經絡：肝經、脾經、胃經、腎經

在談乳癌之前，我們先來看一下癌細胞是怎樣形成的。

細胞染色體的 DNA 被甲基化後，很有可能造成細胞功能異常，細胞內的粒線體缺乏端粒的保護，更容易被自由基甲基化，簡稱為癌化。所以癌的源頭是自由基。正常情況下，自由基可以被肝臟代謝，不會這麼容易破壞 DNA，但為什麼肝臟無法完全代謝自由基呢？這跟肝臟被過度使用、超負荷有關。肝臟跟解毒及消化吸收有極大的關係，需要不停地釋出膽固醇，以合成身上內分泌液、細胞組織，同時分泌膽汁幫助消化吸收脂溶性維生素（如茄紅素、葉黃素、類胡蘿蔔素），以及平衡胰島素調整血糖濃度。此外，肝還需要處理壓力產生的皮質醇等等。

可見肝臟的工作量相當大，需要解的毒素太多，自然有些自由基會被堆積在體內暫存。這些自由基加上時間的因素，就成為了細胞變異的源頭。

由此來看，乳癌的原因應該不只是單純的雌激素分泌異

常而已。從中醫經絡的觀點來看，荷爾蒙失調是乳癌的共病之一，但不是主要的病灶。如果癌化處理完後，只是單純地以荷爾蒙控制，都只是治症狀的方法，並未治本。

有位朋友是第二型糖尿病患者，這是典型的胰島素阻抗問題，加上她一直都是處於高壓的工作環境，難免壓力皮質醇也高，平日還喜歡藉喝酒來紓壓。以上因素加起來，就是癌症的高風險群。果然，在一次例行篩檢時發現罹患初期的乳癌。

我一直都認為，高壓產生的皮質醇才是真正的病根，其他都只是附屬的刺激因素。現代人的生活工作太高壓，為了生活不得不低頭，使得情緒的壓力太大，容易憤怒、卻要壓抑，這是癌症問題的根源，絕對不是單方面的荷爾蒙出問題而已。身體會留下的印記，一定存在經絡、肌肉裡，就是所謂的瘀毒。癌症的印記最有可能存在於前胸腋下的淋巴區，也就是肝經與脾經的位置。肝經主導肝臟的功能，代謝毒素自由基；脾臟是免疫細胞最後生成的地方，提供抗癌的軍火。

這個區域如果經常有淤塞形成，最常見的結果就是囊腫，也就是良性的瘤，但加上時間因素，有可能會癌變成為乳癌。身體的經絡用了三、四十年之後，一定要清理，不然很容易出

問題發生遺憾。從經絡上來預防，肯定要比癌症出現了才治療，要簡單容易多了。

想要遠離癌症，平時要多檢視自己的身體（經絡與肌肉）、飲食、工作、情緒等。學會紓壓、放下，再不然至少要學會拍打排毒。先從調整自己的人生順位開始吧！

新冠病毒

對應經絡：肺經、腎經

截至目前，新冠病毒沒有銷聲匿跡，反而是變種再變種的傳播力越來越強。病毒之所以會變種，是因為加入了不同人體的基因。在這世界上，沒有人可以說得準這病毒未來的影響有多大。所以，對抗新冠狀病毒不能只依賴疫苗（但疫苗還是要接種，以防重症），而是要關注自己具備的免疫力到底夠不夠。

面對不同的病毒，免疫細胞可以變換出不同等級的「生化武器」（體內）來與之抗衡。病毒入侵人體的第一個地方，就是鼻腔黏膜或是口腔黏膜，因此提升免疫力最簡單的做法有：

一、睡覺時包好脖子，保持頸部溫暖。晚上睡覺時，頸和頭部是最容易降溫的部位，而體溫每降 1 度，免疫力就下降 14%，所以保持頸部的溫度就成了睡眠時最重要的一件事，如此才能避免免疫力下降，讓病毒有入侵的機會。晚上如果經常咳嗽的人，包好脖子更是止咳、好眠的重要方法。

二、拍毒排瘀，從經絡著手，提升呼吸系統的免疫力，去除經絡裡阻礙免疫細胞流通的瘀。大部分的經絡都有經過頸部到頭部，肺經更是身體氣機的發動器。保持氣（淋巴）的順暢，血液也會更加流通。新冠病毒對呼吸系統有著很強大的殺傷力，除了避免接觸感染源外，去除肺經上的瘀，可以帶動肺部淋巴的循環，提升免疫力。

在接近頸部的胸部，有很多的淋巴腺，而免疫系統正是共存在淋巴系統內。如果你經常胸悶、呼吸不順，鎖骨下方按壓有痛感，代表裡面的肌肉或是筋膜已經淤塞。拍出瘀毒、疏通經絡，這些問題自然會消失，循環和免疫力都可以獲得提升。

這幾年，許多人都深受新冠疫情的後遺症所苦，其中最常見的就是長期咳嗽，問題一直好不了。

咳嗽其實不是病，咳的動作其實是身體產生一種很大的震

動，讓卡在氣管、支氣管上的膿與痰可以隨著肺裡的組織液被帶出來，所以是身體要排除痰液的反應機制。

西醫的做法是，分析我們咳出的痰或流出來的鼻涕，以為是水分多了，所以給的藥都有類似乾燥劑的作用，希望藉由止水達到止痰、止咳的效果，這是很典型的逆勢對抗作用。但身體是活的，會不斷地產生能量來反撲，所以越止咳往往咳得越厲害，肺裡的膿痰也因此出不來。

理解病症很重要，就如解問題一樣。拍毒是一種順勢的自然療法，順著身體的咳的機制，運用拍的震動能量幫助身體順利地將痰排除。把腎經這條潤肺的經絡拍出瘀痧後，可以達到「引水」的作用，將組織液帶進肺部；有了足夠的水液，因肺部主動咳嗽所帶出的痰，會隨著這些組織液而被咳出來。這就是順勢療法，是不需要藥物的順勢操作。

拍打排毒是一種手法，重點不在「打」，而是「拍」、是一股因震動而產生的能量。以前很多人教的拍打手法過了頭，導致現在許多人抱持懷疑的看法。我希望傳遞的是簡單又不至於過頭的拍打手法。不僅理解拍打的效用，更了解該拍哪裡才能對症、順勢操作，早日解除病根，不再為病所苦。

自律神經失調

對應經絡：膀胱經、小腸經、心經

最近常有朋友問道，自律神經失調該如何調理。有人在疫情期間症狀更為嚴重，連外出買菜被陌生人碰觸到，就開始心跳加速，無法放慢下來，或是有恐慌症的現象，一緊張就開始胃痛甚至痙攣。

自律神經系統包含交感及副交感神經。簡單來說，人體器官的正常運行要靠交感神經的加速，加上副交感神經的減速，兩者互相合作，以支撐身體配合外在環境，達到最佳的運行狀態。交感神經的加速命令由大腦下達，減速的副交感神經位於我們的脊椎裡。自律神經無法透過大腦意志來控制，卻很容易受到情緒、外部刺激等影響。一旦身體只會加速而無法減速，就會造成心搏過快、恐慌、過度換氣、胃痙攣等交感神經過度的狀況。

從中醫角度來看，我們的脊椎後面有很多俞（輸）穴，包括心俞、肺俞、肝俞、膽俞、脾俞、胃俞、腎俞等等，這就是副交感神經控制內臟的調和作用區。這些穴位都在膀胱經，如

果經絡的輸送功能變差，穴位電解質的緩衝功能就會出問題。

　　自律神經失調跟膀胱經的堵塞有絕對的相關性，造成電解質的調和不良，影響神經元的末梢控制，也就是副交感神經的協調能力。提肩胛肌的小腸經若是堵塞，會造成副交感神經電解質被阻斷，是無法放鬆、修復的問題來源之一。鬆開提肩胛肌的肌群對於自律神經失調問題大有幫助。心主神明，腋窩下的心經和小腸經也是調節的重點。

　　自律神經失調的風險會隨著年齡增長逐漸升高，正是因為經絡裡的瘀毒會隨著歲月越積越多，造成身體對於淋巴質的控制失調。想要拿回身體的主控權，就得好好地清除膀胱經上面的瘀毒。單純地吃藥控制，終究會造成神經元的受損，傷害的可能不只是神經，甚至還有大腦。根據研究，自律神經失調也跟失智、帕金森氏症有正面的相關性。

　　好好地用拍打來解決身體的瘀，排除這些毒素，循環能力改善，身體的自癒系統會慢慢恢復加速和減速的控制能力，自律神經系統自然就會達到平和狀態。

什麼是自律神經失調？

自律神經系統包括交感神經（油門）與副交感神經（煞車），
當兩者運作不協調時，就會發生自律神經失調。

交感神經（緊張）　　　　　　　　　　　　**副交感神經（放鬆）**

瞳孔擴大　　　　　　　　　　　　　　　　　　瞳孔收縮

抑制唾液
和眼淚　　　　　　　　　　　　　　　　　　　分泌唾液
　　　　　　　　　　　　　　　　　　　　　　和眼淚

呼吸加速　　　　　　　　　　　　　　　　　　呼吸變慢

心跳加速　　　　　　　　　　　　　　　　　　心跳減慢

促使
肝糖轉為　　　　　　　　　　　　　　　　　　刺激膽汁
葡萄糖　　　　　　　　　　　　　　　　　　　分泌

抑制消化　　　　　　　　　　　　　　　　　　促進消化

釋放
腎上腺素

膀胱舒張　　　　　　　　　　　　　　　　　　膀胱收縮

體溫增高　　　　　　　　　　　　　　　　　　體溫下降

老化與退化

對應經絡：膽經、腎經、膀胱經、三焦經

最常見的老化問題，就是皮膚長出了斑，俗稱老人斑。這是因為年紀大了，皮膚會慢慢變薄、代謝變慢，脂褐素在皮膚上沉積所致。脂褐素的成分為蛋白、脂肪和金屬，除了皮膚，也會出現在身體其他部位。

眼睛上的斑，我們稱為黃斑部病變；大腦的斑則會導致認知功能的異常，包括語言、記憶、抽象思考、空間表徵、判斷、推理等，這就是我們常說的失智。斑如果出現在腦幹上，就會影響到我們的行動控制能力，即所謂的帕金森氏症，患者會出現不正常的抖動、行動無法自如，造成老人家跌倒骨折。

僅僅是一個斑的代謝，就會造成各種功能問題，形成不同的病症，所以代謝的好壞影響深遠。尤其在高齡人口眾多的現代社會，特別需要我們關注並及早因應。

此外，代謝循環異常也會造成肌纖維萎縮，加上七十歲的人肌肉量已是年輕時的 50％，韌帶鈣化、退化，飽受膝關節疼痛所苦。六十歲開始，胸腺的免疫細胞逐漸衰退，而肌肉萎

縮也會使得免疫系統的循環能力變差，因此減緩免疫系統的退化，對於老年生活品質的提升是大有助益的。

實例：飽受更年期困擾的女性朋友

近日有位朋友說，忽然開始出現頭暈，懷疑是更年期來了。我幫她把肩膀兩側膽經瘀塞的毒素都拍完後，她說已經兩個星期沒暈了。事實上，頭暈與更年期的關聯性不大。

更年期跟年紀一樣，都應該只是參考用，一個人五十歲的生理狀況端看身體年齡。比如我現在五十多，但身體狀況比四十歲的時候好，人看起來也比較年輕。所以真的不要太拘泥在年紀上。

一般女性朋友出現更年期問題的年紀，大概就在四十至五十歲左右。這個年紀也正是身上的瘀痧堵塞經絡、造成器官的功能逐漸下滑的時候。所以，許多婦女病的因其實是瘀痧堵塞經絡造成的，而不是年紀到了就一定會有婦女病。

從中醫的觀點來看，腎主宰生殖系統和泌尿問題，所

以當腎的相關經絡（膀胱經及腎經）阻塞後，常見的頻尿及婦科問題就會一一浮現。如果你已經有生殖和泌尿問題，可以拍前側的腎經，從陰部到肚臍，再往外延展。當我們坐下時，這個地方是經絡的肌肉束彎曲卡住的地方，所以容易堵塞，而男女的小腹也常會從此處大起來。這個地方拍出瘀後，效果會比去醫美減肥還好。

此外，更年期常會伴隨情緒問題，由於經絡的堵塞常常是全面性的，而四十至五十歲這個年紀肩部的膽經及三焦經通常也都堵塞了，所以睡眠、內分泌問題會一起來，情緒也就不會好。西醫總說，這是更年期到了才有的問題，更年期一過、停經後就好了，但事實通常不是這個樣子的，反而是停經後代表先天的腎功能已經萎縮，更多的不適症狀陸續出現，於是從更年期的問題變成老人家的問題。

總之，經絡是我們身體器官功能的本，保持經絡通暢，要生病也很難。

實例：白髮、落髮困擾的中年人

有一次在台北做個案拍毒，學生站在不遠的走道上，我竟認不出來，因為她身形瘦了、頭髮黑了。

這位學生剛來上課拍毒時，頭髮幾乎八成是白的，腳也無法吹到風。曾經罹癌過，可見身體的問題真是不少。但是她真的很認真拍，拍不到的地方也認真上實作課，或是找人幫忙拍，所以一年多下來確實改善不少，越來越健康。

另一位學生的老公，當兵時開始毛囊炎，一直掉髮，現在快四十歲了。第一次看到他時，真的是地中海禿，頭頂很光了。拍了膀胱經的臀、腿、肩頸後，加上他很聽話，幾乎把澱粉全戒了，結果第二個月頭上長出了細毛，人也瘦一圈。下一個月再回來，細毛更密、更長了。這時他才跟我說起他掉髮的歷史，從當兵開始，已經長達二十年。我也覺得很神奇。

上課時我會分享自己掉髮到生髮的過程，也常常有學生問我：老師，你頭髮是染黑的嗎？

頭髮是黑色素和角蛋白所構成，這都是由肝臟釋放的

膽固醇所組成的。肝功能越好，髮才能黑、才能長回來。中醫講究清、通、調、補、營、衛，重點不在補，而是清（清理），如果身體的經絡阻塞，器官功能便會跟著慢慢受損，減少輸出能力。我們清理瘀毒，循環就會越來越好，器官功能也會越來越好。

所以好好認識經絡，努力清，少吃澱粉，是很重要的。

睡眠呼吸中止症、胖舌頭

對應經絡：腎經、膀胱經、心經、脾經

很多人問我，胖舌頭要去看什麼科？從經絡的觀點來看，心開竅於舌，舌會腫大跟心臟的能力一定有關係。所以心經、心包經一定得清，心臟的電解質過不去，心臟功能一定不好，心經、心包經是輸送的通道。

脾經會上到舌根部，所以舌頭會有狀況，但從肌肉組織來看，前肩窩正是脾與心交會的部位。前面心經清理的過程應該

要清到這些肌群。

再看腎水的循環，腎經不通水難上行，心腎不交，心火過旺，虛耗，這是電解質失衡。很多女性到了中年，肌肉大量流失，推力不足以上行，心臟無力，舌厚而腫。膀胱經的循環好，會帶動腎循環的表現，舌腫才能慢慢消。

運動是重點，可以鍛鍊肌肉、筋膜，提升腎水的循環，心臟才能發揮功效，開竅的部位就可以恢復。努力做拉舌的獅吼式可以刺激到最上端的舌根肌肉。此外，鹽分要夠，每日7公克不可少，體內的電解質才會足夠，流動性會改善。

所謂「深前線」（The Front Line）指的是核心筋膜群，所經的部位從腳到舌端，幾乎就是我們上課常在說的腎循環流通管道或是動力源。舌頭正好位處人體核心筋膜群「深前線」的開端，且是這條核心筋膜群裡唯一露出體表、可直接觸及的部位，其他則全深埋在軀幹裡，從體外難以觸及。

若想重新讓舌頭恢復應有的結實狀態，進而改善核心筋膜群失調的種種問題，關鍵方法之一就是對舌頭施壓或出力。當舌頭受力，這個「力」的刺激能往下傳遞到深前線所經的各個部位，藉此來活化循環、呼吸、消化系統，並且改善自律神經

失調、打鼾與睡眠呼吸中止的症狀。

深前線肌群的萎縮很難靠藥物恢復，食物、藥物也很難推動生長因子的復活，因為電解質進不去是最根本的問題。拍瘀去毒痧後，腎循環才能深入肌筋膜。身體前側的核心筋膜如果沒有清理乾淨，相關問題都很難醫治。

拍毒可以去除筋膜肌肉群裡的瘀，提升運送能力，將電解質往上送到舌頭，代謝物可以回到身體回收，胖舌頭的問題才可能完全解開。同時，也可以活化循環、呼吸、消化系統，改善自律神經失調、打鼾與睡眠呼吸中止的症狀。

很多時候，我這些話說了，當事人經常有聽沒有到。聽到、做到之後，身體需要一些時間才能回饋。期待有神仙妙藥的想法，實在太天真了，不如先問問自己，有做到好好運動嗎？鹽水有喝夠嗎？膀胱經、腎經都拍透了嗎？

四季養生之道

人與自然共生在這片土地上，如果我們能了解四季的不
同、食用當令的食物，將拍打融入生活之中，對養生將大
有效益。

《黃帝內經》中提到,「智者之養生,必順四時而適寒暑,和喜怒而安居處,節陰陽而調剛柔。」四季輪迴、寒暑更替是人類賴以生存的必要條件。春生、夏長、秋收、冬藏,是生物適應四季變化形成的規律,也是四季養生的最大原則。

春暖花開,樹木開始紛紛萌芽,春天是萬物復甦、生機滿溢的時節,因此春季養生首重在「生」。

按著自然界的屬性,春屬木,與身體的肝相呼應,所以春天也是養肝為主的養生季節。

肝者,「將軍之官,謀慮出焉,肝主疏泄在志為怒,惡抑鬱而喜調達。」所以,春天少生氣是養肝的上上之策,以免氣都用來生氣,而不是生長,徒耗身體從冬天所儲存的能量。

春天適宜加強膽經及肝經的排毒

春天是人體陽氣升發的季節,是身體修復損傷的起點。維護好這份能量,身體的復原能力將會令你大吃一驚。

春天身體的陽氣發動時,很多病徵都會在這時候出現,就是氣沖病灶的現象。氣(炁)越強,衝擊越大。所以不舒服的

感覺會稍微強烈一些，此時可以加強膽經及肝經的排毒。膽經從眼睛出發，經過頸部、肩膀，到身體的外側，往下延伸到大腿外側、小腿外側，這些部位都是可以好好清理的地方。適當的清理可以加速身體的排毒，減少衝擊的能量和時期，不管是陰虛還是陽虛都會有一定的幫助。

可以多吃一點綠色的蔬菜來養肝，肝主疏泄，所以也可以多吃一些辛甘的食物，像是青蔥、大蒜、香菜、韭菜、豌豆苗、山藥都不錯。肝屬木，腎屬水，肝臟要好也有需要有水液的滋潤，所以在拍膽經的同時，也可以多拍拍膀胱經，這樣可以達到水木相生的功效，身體的復原更是立竿見影。

春天也是運動的好時間，運動時間多一些，可以助長陽氣，生筋長肌的效果最好。肌肉生長得好，淋巴循環也一定會好，免疫力才會更上一層樓。在新冠疫情衝擊的年代裡，好好培養自己的陽氣，才是最重要的一件事。

靜心、養心是夏季養生重點

夏季養「長」，適當宣洩體內的瘀滯，來帶動循環，在夏

天好好排除秋冬轉涼可能的病根，是重要的養生法，所以中醫常說冬病夏治。

夏天溼氣重，在五行裡，夏屬土，身體的肉也為土，脾為土主生長。中醫概念裡的脾溼，最常發生在夏季，因為環境溼氣重，身體代謝溼的能力是相對困難的，如何能夠帶動循環，又不至於過頭，造成心火、肝火過旺。因為火過旺，人也容易變得暴躁、脾氣不好、愛生氣，所以如何靜心、養心是夏季養生的重點。

《黃帝內經》把人體的五臟六腑命名為十二官，其中心為君主之官，所謂「心者，君主之官。神明出焉。故主明則下安、主不明則十二官危」。

心的循環要好，水很重要。身體的體液、血液都是水組成的。夏天高溫容易流汗，也容易產生電解質不平衡的問題，必須適當補充鹽分，喝進去的水才能為身體所用。鹽和水經過腎的轉化，變成身體的電解質，這才是真正身體可以用的水。

夏天也不要喝太冰的水，因為身體的體溫高，如果喝進冰冷的水會造成身體的急速冷卻，對內臟是一個衝擊，容易引起頭痛及內部器官的問題。女性更易因此引起嚴重的經痛等生

殖、泌尿系統的問題。

中醫裡，心有主導的地位，心經的表經為小腸經，所以心經堵塞也會影響小腸的消化吸收。

心開竅於舌，心臟的情況可從舌頭的色澤及形體表現出來。心的功能正常，則舌紅潤柔軟、運動靈活、味覺靈敏、語言流利；氣血不足則色澤淡白、舌體胖嫩；心有瘀血則舌質暗紫色，重者有瘀斑；心火上炎則舌尖紅或生瘡。可以好好檢查一下自己的舌頭，看看心臟的狀況。

從生理學角度來看，人體血液正常狀態下的酸鹼值在 7.3 到 7.4 之間，略成鹼性。夏天人體代謝旺盛，體內產生的酸性廢物（尿酸）較多，更容易造成酸性體質，引發各種病症。血液過酸，血鈣也容易增高，痛風、骨鬆等問題會跟著來。

夏季食補關鍵在於清、苦。適宜夏季養生的食材有綠豆、夏荷（蓮子、荷葉、蓮藕）、桑葉（可當夏季的茶飲）、苦瓜。中醫認為，荷葉味苦，性平，歸肝、脾、胃經，有清熱解暑、清陽、涼血止血的功效。荷葉燙熟後，做成荷葉飯是不錯的選擇。蓮子有補脾益腎養心安神作用。蓮藕開脾健胃，容易消化，具有止血化瘀的作用。 夏季是瓜果量產的季節，苦瓜是清肝

解毒的好食材，苦瓜排骨湯簡單易上手，是不錯的選擇。

夏季容易燥，心情上要懂得放下，別管太寬管太多，情緒能傷的只有自己，無法放下就會傷心又傷身。

秋天可以加強肺經與大腸經的清理

秋天時節，滋陰潤肺是最重要的事。

《黃帝內經》說，西方生燥，燥生金，金生辛，辛生肺，肺生皮毛，皮毛生腎，肺主鼻。意思是說，秋天氣急而生燥，燥與金氣相應，金能產生辛味，辛味能滋養肺氣，肺氣能滋養皮毛，皮毛潤澤則又能養腎，肺氣關聯於鼻。

台灣的秋天不明顯，短短一段時間，很快就轉而入冬。趁著秋高氣爽的日子，潤肺保溼，照顧好呼吸系統與皮膚，是最重要的功課。潤肺保溼的關鍵是，要讓體內有充足的電解質，同時運送能力也要好。身體的電解質需要有鹽分來保持，每天攝取足量的鹽分，才能讓體內電解質不虞匱乏。

平日多食用含有膠原蛋白的物質，可以保持皮膚光滑，提早為冬天來臨做點準備。

秋天可以加強肺經與大腸經的清理，維護呼吸道的暢通，身體的溼潤與炁的流通有相輔相成的效果。此外，膀胱經也不要忽略，讓腎水的循環更加暢順，達到保溼潤肺的效果，預防呼吸道的毛病。

養腎防寒是冬季保健的必要關鍵

在台灣，春、秋兩季逐漸減短，炎夏及寒冬變得更長。到了冬季，特別是北部，天氣越來越冷，出現心臟、心血管毛病的人也隨之增多。有些是胸悶呼吸不順，心室亂顫，坐著心跳也會飆到 160 下。

隨著的氣溫遽降，身體也會做出一些改變。身體的能量不只是用於代謝、抵抗外來的病毒，也需要產生更多熱量來抵抗天氣的寒冷。在寒冷的天氣下，肌肉組織也會跟著瑟縮，使循環更不容易，導致免疫系統退步，促使更多疾病生成。所以，保暖成為冬季養生最重要的一件事情。

冬季養「藏」，人體能量和熱量的總來源在腎，腎水的循環好，自然就能健康。要提升腎氣，最好的辦法就是清理膀胱

經。此外，泡腳能讓外來熱能回流身體，每天超慢跑半小時可讓循環更加旺盛，產生更多能量，達到顧腎抗寒的最佳功效。

倘若出現胸悶、呼吸不順、心室亂顫、心跳飆快等這些問題，要好好拍拍心經，前肩的大肌肉更需要好好清理。

拍毒後的生理反應

　　生病和康復都有一個必經的歷程，也就是所謂的「好轉反應」，在中醫的說法就是「瞑眩反應」。

　　根據我的臨床拍打經驗，被拍打者最常出現的反應就是想睡覺、拍打完後頭一兩天覺得累，但相對也會較之前睡得沉，得到良好休息。依個人狀況不同，有些人拍打完可能出現皮膚癢、出瘀處腫脹、痠痛感、尿多……，但鮮少同時出現多種不適反應，請勿擔心。

　　此外，第一次拍打的反應通常較明顯，清過一次，第二次之後的反應就會越來越少。若被拍打者平常服用大量藥物調理身體，通常被拍打後的瞑眩反應也會較一般人來得顯著。

以下整理列出一些可能的生理反應供讀者參考：

一、皮膚癢

　　這是糖尿病、血糖不穩定，或者腎病、肝膽類疾病，以及腫瘤、內分泌紊亂的必然反應。是大量廢物、病毒從皮膚排出的表現。

　　◎ 白血球、免疫細胞吞噬能力增強，皮部組織出現奇癢，這是因為病變部位氣血流通了。

　　◎ 腎功能不好、氣滯血淤的人，皮膚容易發癢，這是皮膚在加速排出大量毒素的反應。

　　◎ 皮膚出現小紅腫、小紅塊、風疹塊，是膽囊炎、膽汁返流性疾病的一種表現，是人體血液、體液內的廢物在皮膚弱酸環境中的反應。皮膚承受不了調節，就會產生各種新的淤堵。這是暫時的。

　　◎ 皮膚脫皮、局部腫大，是皮膚微循環淤堵、流通不暢的一種表現，是原來淤堵和病變的局部被打通了。這都是短暫的現象。

◉ 淋巴痛、咽喉紅腫、口腔內瘍、咳嗽，這是淋巴結、咽喉等有疾病或淤堵，而黏膜內的廢物開始鬆動或分解。拍打可以把這些廢物加速排除，咳嗽可以把痰咳出來，或者擤出含有濃痰的鼻涕。

◉ 頭皮癢、頭屑多，這是典型膀胱經堵塞的反應現象。原來淤堵在頭皮毛囊的內脂肪和廢物被大量排出後產生的過渡反應，再稍微清理一下背後的膀胱經會更好。

二、各種痠、疼痛

各種疼痛是由於氖血流量增強，硬化萎縮，淤堵的微血管開始恢復彈性；後面推，前面堵，牽拉周圍的組織，就會疼痛。有的人反應強烈，有的人反應微弱。有些疼痛的地方代表尚未完全清通，可以繼續拍痧清理的工作。

◉ 局部肌肉痠痛、脹痛、刺痛，是肌肉微循環嚴重堵塞。

◉ 胯骨、頸椎、腰椎，感到痠痛、刺痛，痛無定處，

這是關節炎（風溼性、類風溼性）、股骨頭炎的一種表現，越痛代表越嚴重。

◎ 當身體的炁開始大量流動時，有時會有意想不到的局部出現疼痛，說明這個部位有淤積。此時可以再清理一下局部，讓這種疼痛感加速消除。

◎ 全身無力、痠痛或發燒，這是風溼類疾病、心臟病、痛風病的反應。巨噬細胞吞噬病毒的能力增強了，但機體應變能力差，暫時不能適應新的平衡。這是比較極端的例子。有些人身上的病很多，所以初期拍打時，會有一些反應很劇烈，有時挺嚇人的，所以心態務必要正確。尤其是長期服用類固醇的人，身體的排毒反應會很劇烈，難以忍受。若有其他問題出現時，可以先用拍打的方式來舒緩。

◎ 頭痛是腦血管萎縮、微循環淤堵、腦腫瘤、腦神經功能不穩定的反應。當微血管恢復彈性時，改變了周圍組織的型態。這時，大椎穴及肩井穴附近的肌肉若能拍打放鬆一下，可以讓頭部的循環更好，舒緩頭痛。

◉ 小腹疼痛、脹痛，極不舒服，這是原來有骨盆腔炎、子宮位置不正，或者子宮肌瘤、子宮內膜異位、子宮頸炎、陰道炎等的反應。可以拍打肚臍以下的腎經，拍掉一些瘀，有助於緩解這些症狀。

◉ 抽筋或腹部等部位痠痛，加上腹部疼痛。這是糖尿病或胰腺炎等病症的反應。每日 7 公克的鹽攝取量一定要足夠。

◉ 腰疼、腰脹、腰痠是瘀血在衝擊的能量表現，是活血化瘀的過程。如果很難受，可以輕拍痠的部位，加速活化瘀血。

◉ 膽汁區的疼痛是疏通的表現。原本淤堵的管道，肝組織被疏通和分解，逐漸恢復功能的表現。或許在腹部的肝臟區域還有一些瘀尚未完全清除，可以好好拍一下肝經，恢復肝的代謝能力，疼痛感應該就消失了。

三、暈眩

這跟貧血、氣虛、高血壓、高血脂、高血黏度、痰阻、

肝膽氣不足有關，是氣血流加快的一種表現。這是因為原本很慢的血流量加快後，血管收縮能力跟不上，此時可以補充足夠的鹽，避免暈眩。

四、口乾舌燥、尿頻、放屁多

原本身體酸性過多，這些是排酸的表現，需要大量喝水、攝取足夠的鹽（可以直接把鹽加在水裡飲用）。當身體水分足夠時，這樣的調整過程也會比較容易度過。

五、耳鳴、心慌、胸悶

這些症狀通常跟鼻炎、咽喉炎、扁桃腺炎、心臟病、高血壓、腹痛有關，是活血化瘀的一種表現。代表身體中央的腎循環不好，需要再清理一下腎經。

六、貪睡、睡不醒

這是體內毒素太多的一種表現。肝的排毒和修復需要在睡眠中完成，這是修復的必然反應，所以在排毒、

代謝的過程中會有容易想睡的現象。這時只要好好睡覺，自然就會提高代謝力，幾天後就可以度過這些現象。

七、眼屎多、眼紅腫、眼痛

　　瘀血疏通後，使眼內微循環、微血管、微彈性恢復疏通的一種表現，是淤堵在眼內的毒向外排出的反應。

八、咳嗽、痰多，伴有氣喘、頭暈

　　這是支氣管、氣管、咽喉、肺內的死痰和淤血，向外排泄時刺激組織的一種本能反應。持續清理腎經，再喝大量鹽水，當身體水分足夠時，調整過程也會比較容易度過。

九、流血

　　◉ 流鼻血、流鼻水、流黃鼻水，這是原來血管硬化、萎縮，或者原來流過血的人，以及脾、肝功能不好的，調節後重新恢復功能的表現。

◎ 月經不停、出血時間長，這是嚴重氣滯血瘀、子宮內膜增厚、子宮內膜異位、子宮肌瘤、子宮頸糜爛患者的常見反應。拍毒過後的第一個月會將子宮內膜的血塊排出，有助子宮內膜恢復正常厚度。

◎ 便血，是腸息肉、腸炎、痔瘡病人的反應。在活血化瘀過程中，將原組織在各部位的淤血分解後排出的表現。

◎ 尿血，這是腎結石、輸尿管結石、膀胱結石患者的反應。疏通過程中，結石鬆動，排泄過程碰傷了血管內膜引發滲血。拍打後，過多的瘀血也會從尿排出，顏色偏暗紅，排完一次就大概沒事了。

◎ 尿白濁，是腎病、膀胱炎的表現，這是消炎、消毒、恢復功能的反應。

十、尿臭、尿多、尿酸高、尿的泡沫多

這是高血糖、糖尿病、腎病、胰腺炎、膀胱炎患者泌尿系統的反應，多清理幾次膀胱經，就能改善。

十一、腹瀉

這是典型的肝膽、膽囊炎、腸炎、體弱患者的表現，也是排毒現象，代表原本身體的電解質不夠。一開始喝鹽水的時候，也會有同樣的症狀。

十二、氣急、氣短、心跳加快

◉ 貧血，表示血流量增大，流動的速度加快，各種器官一時無法適應和調整。膀胱經八髎穴附近的造血區域需要再清理一下。

◉ 心臟功能不好的人，心臟搏血和回流血來不及協調。心經連通到身體的部位可以再清理一下。

十三、手、腳、身體會消腫

這是糖尿病、腎病、膀胱疾病、心臟病、胰腺病患者的一種表現。反應排泄快了，自身器官組織、修復、消化能力反應機能的改變，以及循環的改變。

十四、血脂、血糖、血壓升高

拍毒完之後，身體有很多修復的機能會出現、恢復，所以低密度膽固醇也會增加，以便修復血管組織。所以你會看到低密度膽固醇（LDL）的數據會變高，這是正常的，不是壞事。許多人在保健及調理過程中，都會發生類似狀況，這都是一種調整修復的反應。排毒，同時搭配168間歇斷食，可以避免血糖升高。面對這類假性症狀，不管怎樣反應，只要自我感覺是良好的，不像過去的症狀那麼讓人害怕，就代表根源已經好了，只是還有一些調節現象尚未結束。

十五、胖了或瘦了

這是內分泌在調整過程中的反應，尤其甲亢患者都會胖。如果原本很瘦，調整的過程中體重增加是正常的，因為腸胃消化吸收能力變好了。如果瘦了，代表體內細胞活力增強，細胞內的脂毒（脂肪）大量排出，可望雕塑出健康的身形。

CARE
Good Care ,
Good Living

CARE
Good Care ,
Good Living